症例から学ぶ！在宅医療の基礎知識

編集：日本薬剤師会

Ⅰ. 総論
Ⅱ. 在宅医療の現場に学ぶ症例の実際
Ⅲ. 在宅医療の主な症例に必要な医療材料

薬事日報社

はじめに

　高齢化の進展により，在宅においても長期的な慢性疾患患者や要介護高齢者への総合的な対応が必要となっています．

　入院から在宅へ切れ目のない医療提供が行われるようにするために，以前では在宅での療養が困難と思われるような事例であっても，関係者の努力と技術の進歩によって，在宅での療養が可能になってきました．

　在宅医療における薬剤師の役割は，従前から医薬品の適正使用と安全確保による服薬支援として実施されてきましたが，内服薬に関する業務が主流でした．

　しかし現在では，在宅栄養療法（経腸栄養・静脈栄養）や，褥創治療，医療用麻薬等を用いた緩和ケア，さらには腹膜透析療法等が在宅医療の現場で行われることが増えてきており，使用される薬剤も多様化しています．それにともない，使用薬剤に関する情報や使用上の留意点についてのご家族や介護従事者への説明など，業務範囲も拡大してきています．

　一般に薬局薬剤師は，病院勤務の経験がなければ，これらの療法や使用される器具，薬剤の特性等について，取り扱いの経験が少ない状況にあります．

　本書では，在宅で目にすることが多くなってきたこれら療法の基本的な知識や使用器具等について，疾患別に，それぞれの専門の医師，薬剤師，看護師に解説をお願いしました．

　在宅療養を推進するためには，医師，薬剤師，看護師，介護関係職種などによるチームによるサービス提供や，情報の共有と連携が大変重要です．

　在宅医療に用いられる医薬品や医療材料等の中で，医薬品については，薬剤師により在宅での円滑な供給と服薬指導が行われています．医療材料等についても様々な種類のものが使用されており，保健・医療・福祉に対する利用者側のニーズの多様化に合わせて適切に供給・使用される必要があります．

　本書が，薬局から一歩踏み出して，在宅医療に取り組む薬剤師のためのガイドブックとして，また，関係する介護関係職種の方々の円滑な連携の一助となれば幸いです．

日本薬剤師会　会長　児玉　孝

編集・執筆者一覧

編集
社団法人　日本薬剤師会

執筆者（執筆順）

岩月　　進	日本薬剤師会　常務理事	
萩田　均司	日本薬剤師会　高齢者・介護保険検討会　委員長	
長谷川　幹	桜新町リハビリテーションクリニック　院長	
英　　裕雄	新宿ヒロクリニック　院長	
泉　　千里	㈱ウィーズ　取締役トータルケア事業部長	
長富　範子	㈱ファーコス　事業開発部介護支援課　次長	
原　　広子	エイチ・ビーアンドシー株式会社　取締役	
下前　博史	株式会社望星薬局　在宅支援室	
藤崎　玲子	株式会社望星薬局　課長	
青木　伸也	りんどうリハビリ看護ステーション　所長	
大西　康史	たいとう診療所　院長	
横山　健一	横山医院　院長	

目 次

はじめに ……………………………………………………………………………………… i
編集・執筆者一覧 ………………………………………………………………………… ii

Ⅰ．総 論　　1

1．薬剤師の在宅医療への関与 ……………………………………………………… 2
2．在宅高齢者・障害者の代表的な症状と関わる医師の視点 ………………… 11

Ⅱ．在宅医療の現場に学ぶ症例の実際　　17

「Ⅱ．在宅医療の現場に学ぶ症例の実際」について ………………………………… 18
症例1．高齢者の終末期 ……………………………………………………………… 20
症例2．癌 ……………………………………………………………………………… 29
症例3．障害 …………………………………………………………………………… 39
症例4．認知症 ………………………………………………………………………… 45
症例5．高齢者の服薬管理 …………………………………………………………… 51

Ⅲ．在宅医療の主な症例に必要な医療材料　　57

1．気管切開（人工呼吸療法） ……………………………………………………… 58
2．在宅成分栄養経管栄養療法 ……………………………………………………… 61
3．在宅末梢静脈注射 ………………………………………………………………… 69
4．在宅中心静脈栄養療法 …………………………………………………………… 74
5．褥瘡のケア ………………………………………………………………………… 92
6．吸引 ………………………………………………………………………………… 101
7．在宅酸素療法 ……………………………………………………………………… 104
8．ストーマ（人工肛門・人工膀胱） ……………………………………………… 107
9．膀胱留置カテーテル・膀胱洗浄 ………………………………………………… 117
10．インスリン療法 …………………………………………………………………… 122

11. ネブライザー（吸入器） ……………………………………………130
CAPD療法（連続的携行式腹膜透析）……………………………132

主要メーカーリスト ………………………………………………146
索引 …………………………………………………………………150

I. 総　論

1. 薬剤師の在宅医療への関与

2. 在宅高齢者・障害者の代表的な症状と
   関わる医師の視点

I. 総論

1. 薬剤師の在宅医療への関与

1 薬剤師が在宅医療の参画する必要性，背景

　多くの薬剤師は，"医師からの訪問指示が来ない"とか"日常業務が忙しくて在宅医療なんてとてもやれない"とか"在宅医療をやったことがないので自分には無理"と思い込んで，在宅医療を食わず嫌いになっている傾向がある．

　思い起こせば，医薬分業が現在のように盛んでなかった20年ほど前，薬局では医療機関の院外処方せんを受け付ける件数はかなり少なかった．医薬分業はすでに進み始めてはいたが，肝心の処方せんが来ない，調剤が出来ないという状況だった．一方病院薬剤師は，"病棟活動をしたい"という希望があっても，外来調剤に追われ，病棟へ行く時間さえなく，なかなか病棟活動が出来ない時代だった．当時は，医薬分業と病棟活動を何とか行おうと必至に模索し啓発していたと思われる．その結果，現在の状況を迎えることが出来たのではないか．

　そんな当時の医薬分業や病棟活動のように，"待てど暮らせど"の状況で，医師からの訪問指示など来るはずもなく一部の薬剤師のみが関わっている，というのが現在の在宅医療と言えそうである．

　しかし，在宅医療の現場は，非常に多忙で猫の手も借りたい状況である．運良く，医師・看護師・薬剤師のチームが機能した在宅医療は良いのだが，薬剤師が不在の在宅医療は，片方のエンジンが停止した状態で飛行を続ける飛行機のようなもので，とてもリスキーな状況であると言える．もう一度医薬分業や病棟活動を開始したときのように，薬剤師の在宅医療を推進しなければならない．

　2008年3月，在宅療養支援診療所の全国連絡協議会が発足した．また，国立長寿医療センターの在宅推進会議が2007年にまとめた中間報告では，5年後に4人に1人を在宅で看取りが出来る体制を作る，と提唱している．現在日本では年間約100万人が死亡しているが，25万人を在宅で看取るということである．そのためには在宅医療を行う医師・看護師はもちろんのこと，歯科医師や薬剤師も看取りに協力出来る医療人として活躍しなければならない．つまり，看取りを含めた在宅医療がこれからますます必要になってくると言える．

　人口推計では，現在年間約100万人の死亡者数が2038年には約170万人になると

予測している(図1).一方1979年(昭和54年)頃より,病院や老健施設などの施設死が自宅などの施設外死を上回ってきて,現在では完全に逆転している(図2).つまり,自宅で死を迎える人が減少し,病院等の施設で死を迎えるのが当たり前の時代になりつつある.しかし,昨今の状況では,病院では入院日数の短縮が行われ,人生の最期を自宅で迎えることを希望する人が増え,入院よりむしろ在宅へと世の中はシフトしていると言える.2038年に170万人が死亡すると推計されているが,国立長寿医療センターの在宅推進会議の提唱のように,4人に1人を在

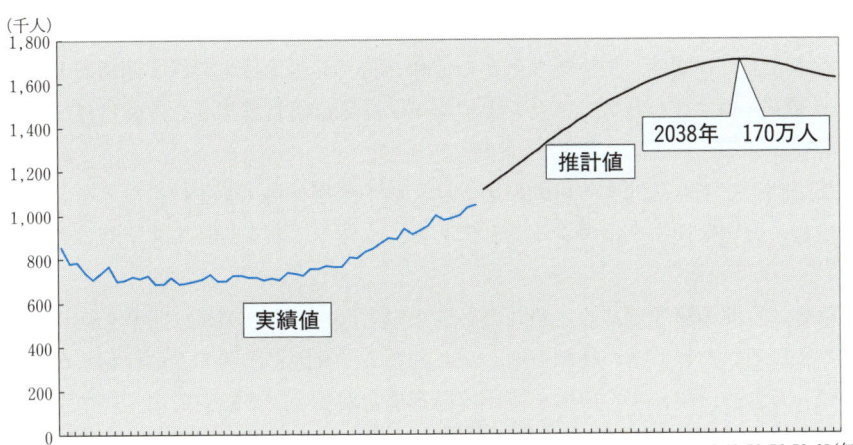

図1 死亡数の年次推移

(資料:平成16年までは厚生労働省大臣官房統計情報部「人口動態統計」
平成17年以降は社会保障・人口問題研究所「日本の将来推計人口(平成14年1月推計)」(中位推計))

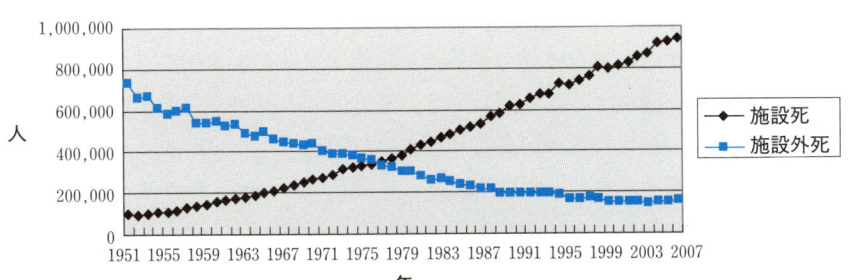

図2 施設死と施設外死

(資料:政府統計平成19年人口動態調査よりグラフ化)

I. 総　論

宅で看取るためには現在の25万人を在宅で看取る体制から47万人を看取る体制作りをしなければならない．

❶薬剤師の訪問薬剤管理指導・居宅療養管理指導

　現在では，要介護認定もしくは要支援認定を受けた患者は，居宅療養管理指導で訪問に関しては介護保険で請求し，それ以外は医療保険の訪問管理指導で請求することになっている．したがって40歳をこえる患者を訪問した際は，まず介護保険の認定の有無を確認する必要がある．さらに要介護認定もしくは要支援認定を受けている患者の場合は，介護支援専門員と連絡をとる必要がある．そして，患者本人または家族，主治医などから情報を得て介護支援専門員と連絡をとり，介護支援計画すなわちケアプラン上に薬剤師居宅療養管理指導を位置付けてもらう必要がある．

　薬剤師が在宅へ訪問する目的の第1は，薬や医療材料・衛生材料などを訪問して渡し，適切な使用を指導することである．玄関先で薬を渡してすぐ帰るのではない．

　第2に残薬の整理である．訪問の必要な患者はもともと様々な病気を抱えていることが多いため，薬の種類も増えがちである．実際に訪問するとわかるが，飲み残しも含め，実に多くの薬を持っている場合が多い．その中には，いつ手に入れたものかわからない薬も含まれている．これらの薬を薬剤師が専門知識を踏まえて，きちんと整理することは最も重要な仕事である．

　第3に服薬状況（コンプライアンス）が悪い場合，その理由と改善策を患者の病態に応じて考える必要がある．例えば，飲み忘れや飲み間違いが多い患者に対しては，一包化し，それらを投薬カレンダー（**写真1**）や仕切りのついた箱を用いて管理したりすることだけでもずいぶん服薬状況は改善されることが多い．このとき頓服や自己調整する薬に関しては，写真付きの説明書を作ってカレンダーの下に貼り付けておくと理解が高まりやすい（**写真2**）．ちなみに，一包化した袋に服用日の記入をする場合，患者や家族と協働して行えば，理解度はより増すので服薬状況は良くなる．また，その作業過程で薬剤師とのコミュニケーションにも役立つ．

　第4に投与経路や剤形についても考えてみる．錠剤やカプセルのままでは飲めない患者には粉砕や脱カプセルしたり，嚥下ゼリーの使用を提案したりすること

1．薬剤師の在宅医療への関与

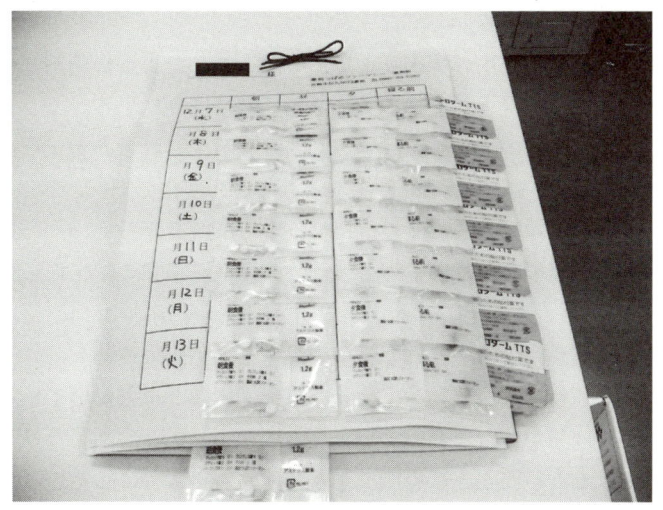

写真1　投薬カレンダー

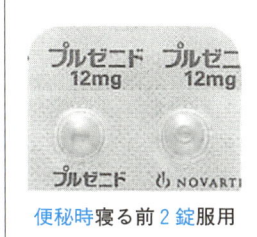
便秘時 寝る前2錠服用

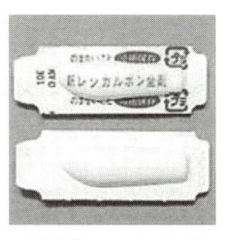
便秘時 いつでも使用
1回1個肛門に挿入（坐薬）

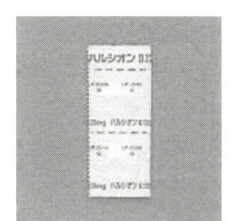
眠れないとき1回1錠服用

写真2　薬の写真付き指導せん

がある．しかし，胃瘻や経鼻で経管チューブを使って栄養と薬を投与する患者は，粉砕した薬がチューブに詰まることがあるので，良く注意することが必要である．この場合，簡易懸濁法をお薦めしたい．簡易懸濁法は，55℃の湯（湯2（魔法瓶の湯で可）に対して水道水1）に薬を入れ振とうした後，10分ほど放置すると薬が崩壊・懸濁する方法である．このとき薬が崩壊・懸濁した薬液は温度が37℃まで下がっており，経管から投与可能な温度になっている．この手法を使えばチューブの詰まりは圧倒的に少なくなる．患者家族や介護者にその手技を覚えてもらえ

ば意外と簡単に導入出来る．

　第5に薬の効果や副作用のチェックである．上述したように薬剤師の介入の結果，正しい服薬状況が得られて初めて，薬効が期待通りに出るかどうかを観察出来る．このとき副作用のチェックも当然必要となる．これらのチェックは，検査データだけに頼らず，食事，排泄，睡眠などの体調の変化の把握，そしてADL（日常の生活動作）や認知能力を患者に直接会う中で継続確認していくと良い．在宅においては薬効の発現のための支援とともに，薬の副作用によってADLやQOL（生活の質）が落ちることを防ぐという重要な役目が薬剤師には課せられている．

　様々な情報とともに患者や家族の直接の訴えを主治医に連絡していく中で，患者や家族は薬剤師の介入が薬物治療の安心感を増すことに気付いていく．しかし，時として患者には聞かせたくないシビアな内容を主治医と会話しなければならないこともある．そういうときは場所を選んで連絡するようにしたい．また，褥瘡など画像診断が必要な疾患の場合，携帯電話のカメラやデジカメで患部を写し，医師に画像を送ることもある．これは便利で喜ばれるのでお勧めしたい．

　さて，患者への関わり方には大きく分けて2通りあると筆者は考えている．1つ目は医師から訪問指示があって初めてその方に関わる場合．2つ目はずっと薬局に通っておられた外来患者が在宅に移行した場合である．後者の場合，長年薬局窓口で服薬指導を担当していた顔見知りの薬剤師が自宅まで訪問してくれる，という喜びと安心感は前者に比べて大きいのではないだろうか．薬剤師にとっても，通院出来ていた頃から，ご臨終に至るまで関われることは医療人としての大きなやりがいにつながる．これを筆者は野球に例えて「先発完投型の在宅医療」と名付けている．

　もちろん終末期医療の場合は，野球で言うなら8回や9回の試合終了間際からのリリーフのように，短い時間しか関われないことが多い．この場合でも，当然全力を尽くすことは言うまでもない．先発完投型でもリリーフ型でも，「命」に関わることの重さに違いはないことを自覚して，薬剤師として出来ることを一所懸命に行うことが大切なのである．

❷ 多職種連携から情報の共有化へ

　高カロリー輸液やモルヒネ製剤を使用する患者は，服薬状況や病態，身体の変化などの状況を細かくチェックし，その情報を主治医や看護師及び関連職種と共

有することが大切である．これが質の高い医療の提供へとつながる．一つの方法として在宅には訪問ノートを設置し，訪問する様々な職種や患者本人・家族にもノートに記入してもらい情報の共有化を図る．例えば，ある患者の場合は，「手足が痙攣し，トイレへ行くのもきつい」と言う情報を家族から得た．すぐに状況を確認し，吐き気止めの薬の副作用ではないかと考え，直ちに主治医に相談した．主治医と協議の結果，とりあえず吐き気が落ち着いているのでこの薬を中止してしばらく様子を見ることになった．その結果数日後痙攣は消失し，歩行も楽になった．また，ある患者では，仙骨部に小さな発赤ができ褥瘡になりかけていた．この情報を得て，適切な薬剤の処方とヘルパーの2時間おきの体位交換によりこの褥瘡は治癒した．このように多職種連携により改善へとつながるのである．

❸在宅医療に薬剤師も絶対参画しよう！

このように薬剤師は，薬や医療材料，衛生材料を提供し，正しく安全に使用出来るように工夫をし，薬による副作用の出現やADLへの影響があれば主治医や多職種と連携して患者のQOLを改善することに役立っている．また，不要になった薬の処理や整理も行う．麻薬の適性使用や廃棄にもしっかり関わる．

また今や，在宅医療の推進とともに薬剤師の職能が期待されている．ただ薬局の中で待っているだけではなく，地域でネットワークを作り，多職種と連携してこそ在宅医療は推進される．看取りも含めた在宅医療に薬剤師もますます貢献しなければならない．

日本薬剤師会のホームページに，これら在宅医療に関わる「在宅服薬支援マニュアル」を掲載している．また，「薬剤師による食事・排泄・睡眠・運動を通した体調チェックフローチャート解説と活用」も各都道府県薬剤師会を窓口に販売しているので，是非とも活用していただければ幸いである．

2 医療材料供給の現状，問題点

在宅医療は，これからますます必要になり，薬剤師がより積極的に関与しなければならないことは前述した通りである．しかし，在宅医療では内服薬や外用薬だけでなく，様々な医療材料や衛生材料が必要になってくる．一般に医療機関より提供されることが多いが，保険診療内では償還されない医療材料や衛生材料も多く，さらに衛生材料や医療材料は薬局で販売可能であることを知らない薬剤師

I. 総 論

も意外と多い．薬局店頭で，脱脂綿やガーゼなどいわゆる日本薬局方に収載されていた衛生材料を取り扱ってはいても，医療機関で処置に使用されてきた止血絆や防水フィルムとなると取り扱いは激減してしまう．また，このような医療用のものは，1箱当たりの単位が大きく，小売りには適していない．これら製品の問題も，取り扱いから縁遠くなってしまう要因の一つと考えられる．

一方医療材料においては，保険薬局の薬剤師にとっては，見たことも触れたこともなく，もともと知識を持ち合わせていないのが現状であるため取り扱いに戸惑いを隠しきれない．現状は，基本的には医療材料は医療機関から供給され，その費用は保険診療で償還されるものと，償還されず実費を自費で負担するものに分かれる．当然ながら，"○○管理料"に含まれる物は医療機関から供給されるべきである．しかし，保険診療で償還される医療材料は，処方せんにより保険薬局からの供給も可能である．ただしこの場合，医療機関では"○○管理料"を算定しないことも条件に含まれる．実際は，管理料を越えて医療材料が必要な場合，処方せんにより保険薬局から供給される場合が多い．"○○管理料"にも含まれず，保険診療で償還されない医療材料は，医療機関もしくは薬局から実費で供給されることになるが，この現状が医療材料の供給にわかりづらい状況を生み出している．さらに，供給のタイミングも問題となる．数日前から医療材料の供給が事前に予定されている場合は，準備が可能であるが即日やさらに夜間や休日など時間外の場合は，供給出来ない場合がある．通常の医薬品卸経由の物流では間に合わず，医療機関や薬局が在庫としているもので間に合わさなければならない．医薬品と違って，卸業者や医療機関・薬局の在庫量が少ないことが供給の"タイミング"に影響している．都市部と違って地方では物流もその影響を受ける．

そんな状況下，患者の最も身近な医療職として訪問看護ステーションの看護師がいるが，この看護師が医療機関や薬局を走り回って医療材料や衛生材料を患者宅に持って行っているのも見逃せない状況である．

平成15年3月31日通知「在宅医療に係る衛生材料等の取り扱い方について」(保医発第0331014号) では以下のように現状を分析している．

① 主治医が供給していない医療材料・衛生材料については，利用者や訪問看護ステーションの負担となっているケースが見られる (30数％である)．
② 在宅療養指導管理料の中には，医療材料・衛生材料の金額が管理料を上回るケースもあり，実質的に医療技術が適性に評価されていない実態もある．

③ 訪問看護ステーション等が供給する場合，薬事法（医療用具販売，高度管理医療機器販売を含む）違反の可能性がある．
④ 在宅療養指導管理料算定者で医療材料・衛生材料を利用している者のうち，必要量の多いものは，ガーゼ折・滅菌折，（滅菌）手袋，精製水，生理食塩水，導尿用カテーテル，吸引チューブ，気管カニューレ等である．
⑤ 主治医から供給が少ないものは，脱脂綿・カット綿，（滅菌）手袋，ガーゼ折・滅菌折，絆創膏，綿棒，消毒（清拭）綿等である．
⑥ 在宅療養指導管理料算定者への衛生材料等の手配，運搬，滅菌等に係る訪問看護ステーションの看護師が要する時間は，利用者1人当たり1ヶ月平均100分であり，報酬対象外の業務である．
⑦ 在宅療養指導管理料算定利用者は，複数の医療処置が必要な状態が多いが，在宅療養指導管理料は1つの医療機関で1種類を算定することになっているため，必要な全ての医療材料・衛生材料を請求出来ない実態があることから，利用者負担が発生している．
⑧ 多くの医療材料・衛生材料は包装単位が大きく，小分け，患者向けの個別パッキング作業が必要となっている．
⑨ 在宅療養指導管理料で全ての医療材料・衛生材料がまかなわれていない実態がある．

3 基本的なルール

　医療材料・衛生材料は，基本的には医療機関に包括される．しかし，1人の患者への供給量が多量になると，医療機関の負担が多くなる．一方，滅多に使用しない医療材料・衛生材料は患者が転医もしくは死亡すると医療機関にとってはデッドストックになり，使用期限が過ぎてしまえばこれまたロスになってしまう．そういった観点から，医療機関には，供給する医療材料・衛生材料をいかに効率良く在庫を回していくかが課題となり，時には患者に箱単位で実費で供給もしくは取り扱い業者から直接購入するよう患者に指導する場合がある．しかし，取り扱い業者が薬局であれば問題ないが，卸業者が直接患者に販売するのは，基本的に小売業者ではないので違法となる．中には，訪問看護ステーションが直接卸業者から購入し，患者に小売りする場合もあるが，これまた訪問看護ステーションは小売業者ではないので違法である．

したがって，現在の法律の下では医療機関からの供給もしくは小売業者である薬局からの供給が正規ルートとなる．

4 医薬品，衛生材料，医療材料等の供給に関する基本的な流れ

医療機関からの供給もしくは小売業者である薬局からの供給が正規ルートであることを前述した．すなわち，医療機関もしくは薬局でなければ患者に医療材料・衛生材料は供給出来ないわけである．この点は医薬品と同様であるが，医療機関及び薬局の知識不足から患者に十分な供給が出来ず，やむを得なく訪問看護ステーションの看護師や患者の家族が必要な医療材料・衛生材料を探し求めて彷徨っているのが現状である．

日本薬剤師会　高齢者・介護保険検討会
萩田　均司

2. 在宅高齢者・障害者の代表的な症状と関わる医師の視点

　高齢者本人の「病院より自宅に居たい」というひそやかな希望と病院から在宅へという国の政策から，医療処置がある高齢者，障害者が在宅で生活している場合が増えつつある．ただし，65歳以上の高齢者世帯の単身ないし高齢者夫婦のみの世帯は今後増加し，老々介護がますます増えるということでもある．医療処置は子供世代であれば可能でも，高齢の配偶者では出来ないことも念頭に置きながら，在宅の体制作りが社会的に大きな課題である．

　そこで，医療処置を必要とする在宅で生活する高齢者，中途障害者の代表的な疾患と関わる視点について述べる．

1 高齢者

　一般的に，点滴や褥瘡などがある高齢者は「年だから」とあきらめていることはないだろうか．確かに年齢的な要素はあるが，急に体調が悪化した場合，医療的な処置に目を奪われると体調が回復した際，様々な問題が浮上するので注意が必要である．全身状態が悪く臥床状態が続くと，筋力低下，関節拘縮など様々な体の不活動による症状（「廃用症候群」）が出現する．

❶筋力低下

　一般的に，筋力は20歳代を基準に比較すれば60歳代では腹筋力は60％台，背筋力は50％台であり，それ以上の高齢では50％以下になる（表1）．さらに，発熱などで寝込んで全く動かない状態になると，1日当たり1.5〜3％の筋力低下が生じ，1週間で約10％の低下となる．すると，背筋力などの体幹の支持筋力が弱くなり座位姿勢が保てなくなる．

　2〜3週間寝込んだ高齢者を介助してベッドサイドに座るようにしたとき，両手を後方について体を後傾した状態で保持しようとすることが多い．このとき，前方に体を移動して「普通の」姿勢で座るように促すと，不安な表情になって拒否的になる．このとき介助者が横に座って肩を保持し，あるいは前方から体を寄せて両手，両足で支えるといくらか安心して「普通の」姿勢になる．後で尋ねて

I. 総論

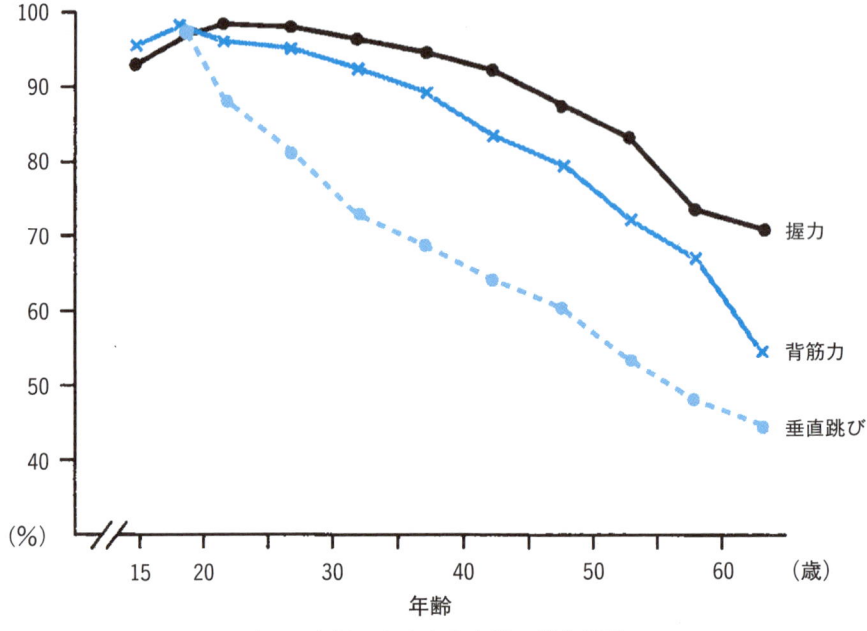

表 I　加齢にともなう女性の筋力低下

みると，何も支えられずに「普通の」姿勢になることは「絶壁に立ったようで，頭から床に転落したらどうしよう」という不安な気持ちになるとの話があった．我々医療者の想像を超える内容である．

　寝込んだ際には数日以内に安心出来るような配慮をして座位の機会を設け，そして座位の時間を長くしていけば，少しずつ改善する．

❷関節拘縮

　関節は動かさないと，腱，関節包，靱帯，筋肉などが硬くなって拘縮を起こしやすい．重度になると，股関節，膝関節，足関節が屈曲位になり，オムツ交換に多大な労力を必要とする．そして，拘縮が続くことにより骨格筋の圧痛閾値が低下し，関節運動に対して痛みが過敏状態となり，関節の運動がしにくくなる．そのため，動かさない期間を出来るだけ短くする予防がきわめて重要である．

　特に，膝が硬くなると改善しにくいので，臥床傾向にあるときは，膝が伸展になっているか，毎日確認することが必要である．膝が屈曲拘縮になっていると，

体調が回復したときに立位が困難となる．

予防としては，ストレッチング（筋肉を伸ばす）は有効であり，理学療法士，作業療法士の協力が必要である．それ以上に，日常的に身体を少しでも動かすことにより関節の動きを保持することが重要である．

2 中途障害者

中途障害になると，それまでの自分と障害がある今の自分とのギャップに悩む心理は複雑で深刻である．代表的な疾患に突然発症する脳卒中と，徐々に進行するパーキンソン病がある．

❶脳卒中

脳卒中の代表的な症状は，高次脳機能障害と要素的機能障害がある．前者は失語症，左半側空間無視など，後者は片麻痺，嚥下・構音障害などがある．右利きの人は左半球に言語中枢があり，ここが損傷を受けると失語症，右片麻痺などになる．失語症は日本語が外国語のようになった状態で記憶装置や判断力が損傷を受けたわけではなく，目から入った情報や理解可能な言語情報からの判断や記憶は普通である．右利きの人の右半球には空間や身体の認識中枢があり，そこが損傷を受けると左半側空間無視（図1），左片麻痺などが出現する．左半側空間無視は左の空間を無視するため，食事の際左側の器に手をつけない，左側にぶつかりやすい，左側の文字，数字を見落とす，などの症状があるが，会話は左半球で出

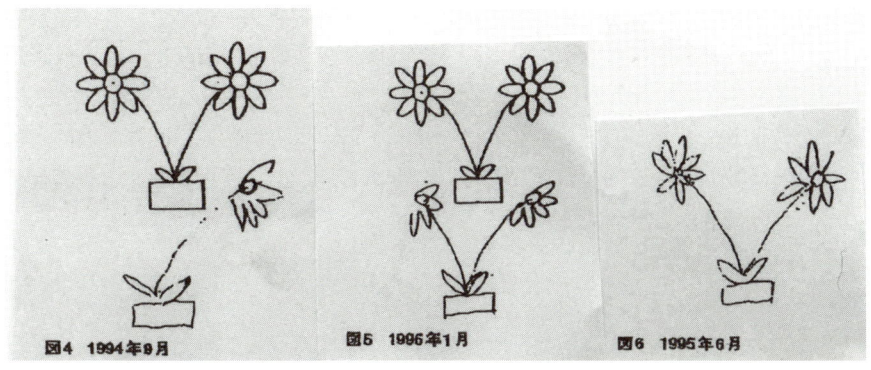

図1　左半側空間無視の図形模写．左側の欠落が徐々に改善されているのが見られる．

Ⅰ. 総　論

来るから特に問題はない．高次脳機能障害の重症度は様々だが，片麻痺の3割程度は合併している．

　片麻痺は単に「力がない」のではなく，筋肉の緊張が上肢では屈曲の緊張が亢進し，伸展が弱く，下肢では逆であり，上肢は屈曲位，下肢は棒足の状態である．そして，筋肉の緊張は寒い，体調が良くない，努力のしすぎ，精神的緊張，疲労などで亢進しやすく，棒足が増強して歩行などに悪影響が出る．

　心理的には，発病前の状態を基準にして現在を比較するため，
a．いつまでも「良くなっていない」と思って意欲がわかず，「もとの状態になりたい」と医療者に依存しやすい．
b．発病当初は，周囲を見る余裕などなく「自分が一番重症だ」と思い，「悪いことをしていないのに，なんでこんな病気になったのか」，「治らないなら死にたい」などとうつ状態になりやすい．
c．「こんな体になって惨めだ」，「人（家族を含めて）に迷惑をかけてまで出かけたくない」など，「特に近所の人に会いたくない」と閉じこもりになりやすい．
d．家庭では，家族は「健常者」で自分だけが「障害者」と思い，孤独感を味わうときがある．

　いずれにしても，総体として「きわめて自信がない」状態が年単位で続く．そして，心理的にある程度落ち着くのに少なくとも3〜5年はかかるので，根気強い支援活動が求められる．

　生活場面で問題になりやすいことは，トイレに関することである．身体が不自由になると，トイレに行くまで時間がかかり，行くのが億劫に感じると水分を制限するようになる．そうすると，脱水傾向になり体が弱り，膀胱炎にもなりやすい．特に，夏は顕著になりやすいが，冬でも注意が必要である．そして，夜間は布団，寝起き直後で身体が動きにくいなどのため，さらに時間を要するので，「失敗しないように」との心理から頻尿になりやすい．日中は普通の回数なのに，寝ている間は数回から5回くらいになる場合もある．このような心理を念頭に置きつつ，水分摂取などの対策を講じることが重要である．

❷パーキンソン病

　一般的に，パーキンソン病は，現状維持か徐々に進行して悪化する病気と言われているが，著者は80歳代で全介助の人が改善した例を体験している．症状は運

動時だけでなく安静時に振戦が出現する．筋肉に固縮があり，関節を動かす際，鉛管や歯車を回すように硬く感じる．そして，動きが寡動・無動状態で，顔貌は無表情で仮面様であり，姿勢反射障害により転倒しやすい，などの特徴がある．そして「パーキンソン病」と診断がつくと，本人は「パーキンソン病は将来的に悪化して寝たきりになるのではないか」と思い，うつ状態になりやすい．仮面様顔貌や動作緩慢により周囲から喜怒哀楽が少ないとか意欲がないというように見られやすいが，それは症状であるという認識が重要である．

　また，重度化すると頸部の動きが硬くなり，嚥下・構音障害が出現しやすいので注意が必要である．

　ところで，人は，自分の持っている能力の20〜30％を使っていないと長期的に筋力低下をきたすと言われている．活動範囲が狭くなるにつれ，知らないうちに筋力低下が生じ，歩行などの能力が低下することが予測される．このことをパーキンソン病の進行と誤解し，「どうしようもない」とあきらめてしまう場合が少なくない．

　対応としては，理学療法士，作業療法士などと連携して頸部，体幹が固くならないような運動をすること，筋力の評価を経時的に行い，自宅での自主トレーニングを助言することなどを的確に行う必要がある．

(参考文献：長谷川　幹著「主体性をひきだすリハビリテーション」日本医事新報社2009)

　　　　　　　　　　　　　　　　　　　　　　桜新町リハビリテーションクリニック
　　　　　　　　　　　　　　　　　　　　　　　　　　長谷川　幹

II. 在宅医療の現場に学ぶ症例の実際

「II. 在宅医療の現場に学ぶ症例の実際」について

症　例

1．高齢者の終末期

2．癌

3．障害

4．認知症

5．高齢者の服薬管理

「Ⅱ．在宅医療の現場に学ぶ症例の実際」について

　現在健康保険収載されている在宅療法としては下記のような療法があり，これらは患者本人・家族が自ら管理することが認められている．

　呼吸補助療法として，在宅酸素療法・在宅人工呼吸療法，在宅陽圧呼吸療法
　栄養補助療法として，在宅中心静脈栄養療法，在宅成分栄養経管栄養療法
　排泄補助療法として，在宅自己導尿療法，持続導尿や人工肛門などの処置
　在宅注射療法として，在宅腹膜潅流療法や在宅人工透析療法など
　これらの各療法の利用者が急激に増加している（次頁の表参照）．

　一方，この他に医療者が訪問して行う在宅医療には特段制限はない．したがって，常時継続し患者家族が管理する在宅療法と医療者の訪問時に提供される医療を組み合わせると，自宅でも病院とほぼ同様の治療を受けることが出来ると言える．例えば，輸血や抗生剤治療などを定期的に受けながら自宅療養しているという事例もある．そこで本章では，このような様々な医療の組み合わせが実際の現場でどのように行われているかを，私の経験をもとに物語風に表現した．したがって，本章が他の章と趣が異なっていることについてご理解いただきたい．

　なお，「症例2　癌」の「薬局の視点」は，実際に医療チームの一員として在宅での癌療法に携わった薬局の方から書いていただいたものである．

新宿ヒロクリニック　英　裕雄

〜Ⅱ章とⅢ章の関係について〜

　Ⅱ章はいわば医師の経験をもとにした患者治療日記である．ここでは文章中に登場する療法や手技，医療材料等の具体的な説明はせずに，それらはⅢ章に詳述した．つまり，Ⅱ章各「症例」の冒頭枠内に掲げたのがその「症例」に現れる療法等であり，ここに掲げた療法等を具体的に解説したのがⅢ章である．また，Ⅲ章のCAPD療法（連続的携行式腹膜透析）は，Ⅱ章の「症例」には出てこない．そのため他「11」の療法とは分けて，「12」として掲げていないが在宅医療には欠かせない大変重要な療法である．

　実際の在宅医療の現場では，何が起こっているのか，そのときの患者・家族・医療者がどのような想いで治療に専念しているのか…，Ⅱ章の物語を背景に思い浮かべながらⅢ章に進んでいただきたい．

「Ⅱ．在宅医療の現場に学ぶ症例の実際」について

在宅医療行為の実施件数推移

在宅医療（診療行為）の実施件数（社会医療診療行為別調査，厚生労働省調べ）

在宅医療（診療行為）	平成3年(1991)	平成5年(1993)	平成7年(1995)	平成9年(1997)	平成11年(1999)	平成13年(2001)	平成15年(2003)	平成17年(2005)	平成19年(2007)
在宅自己注射	185,919 (100)	226,168 (122)	257,889 (139)	287,951 (155)	432,709 (233)	472,504 (254)	510,974 (275)	538,984 (290)	615,670 (331)
在宅酸素療法	16,781 (100)	19,900 (119)	47,967 (286)	61,298 (365)	79,143 (472)	87,434 (521)	100,285 (598)	93,197 (555)	92,084 (549)
在宅自己導尿	4,942 (100)	11,330 (229)	14,998 (303)	22,699 (459)	8,294 (168)	21,199 (429)	29,172 (590)	36,987 (748)	46,958 (950)
在宅寝たきり患者措置	2,950 (100)	7,159 (243)	9,245 (313)	24,951 (846)	38,750 (1,314)	20,464 (694)	19,552 (663)	21,214 (719)	23,692 (803)
在宅持続陽圧呼吸法	—	—	—	—	987 (100)	2,251 (228)	17,681 (1,791)	58,057 (5,882)	95,581 (9,684)
在宅人工呼吸	—	—	1,540 (100)	676 (44)	3,726 (242)	2,619 (170)	10,826 (703)	6,269 (407)	12,985 (843)
在宅自己腹膜灌流	2,180 (100)	7,100 (326)	5,670 (260)	5,141 (236)	2,207 (101)	8,623 (396)	8,068 (370)	6,660 (306)	9,256 (425)
在宅成分栄養経管栄養法	844 (100)	525 (62)	2,996 (355)	7,832 (928)	5,836 (691)	7,082 (839)	7,791 (923)	7,990 (947)	11,227 (1,330)
在宅中心静脈栄養法	200 (100)	—	140 (70)	749 (375)	7,160 (3,580)	1,050 (525)	6,012 (3,006)	1,953 (977)	993 (497)
在宅悪性腫瘍患者	81 (8)	1,062 (100)	3,300 (311)	3,272 (308)	3,827 (360)	5,036 (474)	2,541 (239)	6,694 (630)	6,035 (568)
在宅自己疼痛	—	4 (36)	11 (100)	61 (555)	222 (2,018)	—	646 (5,783)	1 (9)	44 (400)
在宅肺高血圧症患者	—	—	—	—	—	70	—	—	460
在宅血液透析	—	—	—	—	40	30	—	30	226
合計	213,897	273,248	343,756	414,630	582,901	628,362	712,902	778,036	915,211

注1 （ ）内の数字は平成3年の数値を100とした場合の数値である．
注2 比率について、在宅悪性腫瘍患者は平成5年比、在宅人工呼吸、在宅自己疼痛は平成7年比、在宅持続陽圧呼吸法は平成11年比とした．
注3 件数は、「療養の給付、老人医療及び公費負担医療に関する費用の請求に関する省令に規定する診療報酬明細書及び調剤報酬明細書1枚を1件としている．

資料：環境省「在宅医療麻薬物取扱方法等検討調査報告書（平成17年3月）
平成17年、平成19年は厚生労働省「社会医療診療行為別調査」

19

Ⅱ. 在宅医療の現場に学ぶ症例の実際

●●● 症例1．高齢者の終末期 ●●●

〈症例に現れる療法等〉
①気管切開（人工呼吸療法）　②在宅成分栄養経管栄養療法
③在宅末梢静脈注射　④在宅中心静脈栄養療法　⑤褥瘡のケア　⑥吸引

「いくらかかってもいいです．この人は特別な人なのです．先生に全面的にお任せします．」

　もともと大企業の経営者だった85歳の男性．彼の自宅はいわゆるオクションばかりのマンションの最上階，しかもワンフロア全てが彼の自宅なのだ．強迫神経症で排泄や食事に対するこだわりが強くなったのは，ずいぶん前のことだったらしい．その後体力低下もあり，嚥下障害が進行し，何度か入退院を繰り返しているうちに，気管切開・胃瘻増設され，寝たきりになってしまった．

　この男性の家族の他に，ヘルパーが4人交代で昼夜を分かたず付き添っている．秘書が2人いるがこちらも交代で日中付き添っている．さらに在宅主治医が週2回訪問し，数十年前から何かと相談になってくれた大学教授など…これ以上ないくらいの手厚い介護・医療体制である．2日前に退院したばかりだが，痰が多くなっており，下痢も続いている．無呼吸もひどく，とにかく苦しそうである．何とか楽に過ごさせてあげたいと私に相談が来た．

…痰や下痢を止めて，楽に過ごすためには…

　痰が多いという場合，いくつかの理由がある．実際に肺炎になっており，痰が肺から上がってきているという状態もあるが，唾液や胃液などが多く，上手く飲み込めていない場合などもあるし，風邪などで鼻水が多くなっているという場合もある．いずれにしても口腔に上がってくる可能性がある唾液・胃液・鼻汁・痰などのうちどの要素が原因になっているかを見極める必要があるのだ．

この患者さんのように気管切開されて気管カニューレがついている場合は，その鑑別が比較的容易になる．サイドチューブから引ける量が多いのか，気管カニューレ内から引ける量が多いのか，などを尋ねていけば，少なくとも痰なのか，それ以外の原因なのかがわかるのだ．

　「気管カニューレのサイドチューブから引ける痰は栄養剤が混じっているようだ」と言ったのはこの男性に常時付き添っている秘書の一人だった．もともと胃食道逆流が生じやすい高齢者において胃瘻からの栄養剤が口腔に逆流することは少なくない．栄養剤が逆流して口腔内に入り，それが気管カニューレのカフ（気管カニューレの先に付いている小さな風船）の上に溜まっているかもしれないのだ．排便も1日16回だらだらと出ているという．肛門内を診察しても便が触れる様子もない．しかし腹部はパンパンに張っている．

栄養剤の入れすぎ？

　1日で投与している栄養剤は水分を含めて1,575ccだという．特に多いという量ではない．しかし普通の人ならそれが適切だろうが，虚弱化している高齢者にとっては負担になることがある．試しに胃瘻から注射器で吸引をしてみると，4時間前に投与した栄養剤があふれるばかりに引けてくる．

　そう虚弱化した胃腸に過量の栄養剤を投与しているために，腹部全体に栄養剤が充満している状態になっている．腹部がパンパンになっていて上からも下からも栄養剤が出ている状況だったのだ．

　その日2時間あまり滞在した私が行ったことは，体全体の具合を見るための採血と，栄養剤投与前に胃瘻からの吸引の指導だった．そしてもし前回投与された栄養剤が引けるようならまだ栄養剤を入れないようにすることと，時間を延ばして胃の中からの吸引がなくなったら栄養剤を入れるように話しただけだった．

　翌日の夜再度訪問したときには，下痢が少なくなり，吸引の回数も減り，患者本人は楽そうに一日を過ごしていたとのことだった．「日中は車椅子にも乗った」と家族も喜んでいた．

　しかし減らした栄養剤のことが気にならない家族はいない．すぐに脱水や低栄養が進むということはないはずだが，家族の不安が大きくなる前に早めに対応することが大事だと考え，不足分を点滴で補い，前日の採血結果で白血球と炎症反応が高くなっていたことから抗生剤も開始した．自宅で末梢静脈点滴を継続管理することは実はたやすくない．血管から漏れたり，詰まったり，滴下が悪くなっ

たり，と実にいろいろなトラブルがあるのだ．通常は家族が付き添いながら管理してくれることになるのだが，今回は点滴の間は看護師が付き添うこととなった．

　しかしまだ無呼吸が続いている．よくよく見ていると2分程度起きて，また30秒寝る．寝ている間に呼吸が止まってしまうので，苦しくなって30秒後には起きてしまう．起きたら，不安で誰かを探す．ヘルパーはその都度手を握って安心させている．そういう状況を繰り返していた．介護者は複数いるからいいものの，これでは，患者本人も体力的にかなわないだろう．

　私は通常はしない選択をした．人工呼吸器をつけることだ．

　延命治療とか，過度の苦痛をともなうものとしてイメージされやすいのが人工呼吸器だが，すでに気管切開されており，無呼吸のために夜も眠れないで辛そうにしている高齢者を前に私は迷うことなく呼吸器をつけることを勧めたのだ．呼吸器を設定するのは夜，患者さんが寝るときに合わせて行うことにした．

　最近の在宅人工呼吸器の進歩はめまぐるしい．機能的な充実もさることながら，軽量化やデザインの進歩が著しいのだ．また機種も色々選ぶことが出来る．しかし呼吸という最も生命維持に関わる機器なので，一度慣れ親しんだら，人工呼吸器は文字通り体の一部になる．だから簡単に交換が出来るわけではない，という意味では，最初の機器選択は非常に重要になる．

　その後の人工呼吸器ライフを良いものにするのも悪いものにするのも，人工呼吸器の選択によると言っても過言ではないからだ．さらに設定の仕方が重要になる．それぞれの人の呼吸の仕方はそれこそ千差万別，障害のあり方も異なっている．設定の仕方一つで楽になることもあれば，非常な苦しみになってしまうという場合もある．だからこそ最初の呼吸器の装着は常に医療者が監視対応出来る入院で行う，というのが一般的である．自宅での呼吸器装着というのは実に珍しいことなのだ．

　この患者さんの場合，すでに気管切開されており，気管カニューレを使用されているなど呼吸器装着のための準備が整っている．入眠と同時に呼吸が止まり，しばらく呼吸が止まっても寝ていられるが，苦しくなって目が覚める．寝たら死んでしまうという呪いをかけられた青年を題材とした「オンディーヌの呪い」という戯曲があるが，まさにそのような状態で，ほとんど睡眠が出来ないままで生活しているのだから，単なる呼吸補助という他に，苦痛回避にも呼吸器装着は意味がある．

症例1．高齢者の終末期

　呼吸器装着のための私の訪問は夜11時過ぎになってしまった．午後9時頃に一度装着をしようとしたが，その頃はまだしっかり覚醒していたのだろう，弱弱しく本人が拒否したために一旦取りやめになっていた．
　私が行くと30秒起きて，30秒寝る．あまりに短時間に睡眠と覚醒を繰り返しているために本人は悪夢にうなされているような状況であった．しばらく呼吸の仕方を見ていたが，より覚醒の時間が短くなるのを見計らって呼吸器を装着してみた．
　最初は換気を弱めにして，本人が苦しくないことを確認して，徐々に呼吸器設定を上げていく．ほとんど抵抗もなく人工呼吸器を導入することが出来た．
「安らかに寝ている姿を見るのは本当に久しぶり．」
と家族が喜ぶ．
　そのまま朝7時まで呼吸器を使用したおかげで翌日の午後に私が再度訪問したときには，いつもに比べてしっかりした顔になっていた．
　それでもまだ下痢が残っていた．栄養剤をさらに固めることで，ある程度の栄養剤を入れながら下痢や逆流を起こさせない量を加減することとした．長らく続いた下痢が止まった．逆流も少なくなり，サイドチューブからの吸引も減ってきた．目力が強くなった．座っている時間が長くなった．本人の意思表示が明瞭になってきたなどと訪問するたびに家族が喜んでいる．
　しかし次に問題になったのは，水分バランスだった．点滴をするとむくみになる．利尿剤を使用すると脱水になる．家族はそのバランスに頭を悩ませていた．尿量・体重・水分摂取量などいろいろな指標があることが，返って振り回される一因ともなっていた．
　そこで，今後はやや乱暴ではあるが，体重だけを目安にすることとして，55kg以下の場合は点滴を追加し，56kg以上のときには利尿剤の使用として，原則55〜56kgを維持することにしたのだ．このように点滴と利尿剤を交互に使うというのは，非常にバランス維持力が少ない．自己調節能力が低いことを意味している．通常は少し水分が多いなと感じたら，自然と尿量が増えて，水分を適正に戻すし，水分が少ないと尿量が減って水分を保持するようになる．このようなやり方で体は一定のバランス・体重を保つのだ．しかしこのように周囲が体重を見ながら調節しなければならないというのはかなり自己調節能力が低下していることを意味している．

この辺りからこの後の展開が硬直気味になってきたことが否めない．
　もともと元気なときから強迫神経症により経口摂取についてのこだわり，排便のこだわりが異常なほどに強かったと聞く．その影響だろうか，口が全く開かない．家族に尋ねると，なまじ歯がしっかり残っているために，口腔ケアも出来ないほど口は堅く閉じられているとのことだった．そして肛門も普通の85歳の方には見られないぐらい強固に閉っている．胃腸などの消化管は弛緩した状態となっている．どうしても腸管から摂取出来る量は決まっている．消化管のリハビリが出来ないものだろうか，と考えてしまう．
　そうこうする矢先，足に内出血が広がり始めた．
　たった10日間の関わりだったが，私が行ってきたのは，栄養剤の調整（消化吸収機能に合わせた量の調整が主）と呼吸器の導入（無呼吸の改善を図りながら睡眠時間を確保すること）の2点だった．幸いそこで元気にもなったし，便性も整った．本人の苦痛についてはある程度改善出来た．しかし水分量・排尿のコントロールは非常に困難なままであるし，その上内出血・出血傾向が出てくるなどの新しい変化も見られるようになった．
　このように自宅での調整をして，可能な限りの治療を講じても，上手く行く部分と上手く行かない部分がある．1つが治らないうちに，さらに新しい変化が加わっていく，という場合には2通りの対応方法がある．
　1つは，必要に応じては入院なども辞さない覚悟でより重度で強度な治療を組み立てていく方法である．これはよく病院で入院医療において行う対応方法とも言える．呼吸器障害については，人工呼吸器など，腸管機能障害や循環障害や凝固異常に対しては，各種の治療薬，さらには中心静脈栄養療法などと医学的にどこまでも追いかけていく．追いかけていった先に，もしかすると改善があるのではないか，という期待もあるが多くはその途中で人生の最後を迎える．
　もう1つはギアを入れ変えること，つまり治療的方針から緩和的方針に切り替えて改善を図ることである．無理に対応せずに緩和的に対応することなどを分けて考えることである．もともといったい何が目標で，どのように対応することが患者本人と家族にとって重要なのかを思い起こしてもらい，療養方針を再度変更し直すという方法とも言える．
　例えば，苦痛が広がらないことを優先目標と設定し，余計な苦痛を感じる処置や医療的対応はしない．それでも生じる苦痛に対して鎮痛剤などをきちんと使用

しつつ，肺炎や床ずれ（褥瘡）などの合併症を防ぎながら，家族などと質の高い時間を過ごすというやり方でもある．前者を選択する人もたまにはいるが，多くの家族が後者を選ぶことで結果的に非常に満足した自宅療養が出来たと喜ばれることが多い．

　私は初診から10日目，8回目の訪問．4回目の夜間往診となる訪問をした．一時は少しずつ顔色が良くなり家族もこのまま元気になってくれるのではないかと期待していたが，出血傾向が出たり，状況がそのまま順調ではないと知ってうろたえていた．愛する家族に一日でも長く生きていてほしいから延命治療を行いたい気持ちもある．一方で辛い思いや苦しい思いをさせたくない気持ちも強い．差し迫った現実を受け止めなければならないと思うと同時に，受け止めたくないという気持ちもある．そしてヘルパーや秘書などの周囲の人々に指示やお願いをする以上，最終的な判断を急いでしなければならない．

　いろいろな思いが交錯する中で，精一杯私に尋ねることが出来たのは，
「今すぐ急変があるのでしょうか？」
ということだけだった．
「今すぐとは思ってはいませんが，多くの医者はこの状況では良いことは言えないと思います．」
私はあいまいな答え方をした．

　あまり急激なギアチェンジは家族を追い詰めることになる．実に日本人的なやり方だが，皆の認識が少しずつ一致するまで待つ．その間対応を密にしていくしかない．あまり性急に物事を決めるとわだかまりが残る．家族が言ってほしいタイミングで，言ってほしい方針を明確にしなければならない．
「この場合無理に今後の方針を決めるのではなく，まずは苦痛が広がらない範囲で，しかも出来るだけのことを自宅で行うようにしましょう．」
とだけ話して家族との面談は終了した．

　出来るだけの在宅治療とはどんなことなのか？
　在宅での医療行為には2種類ある．
　1つは在宅療法として認められており，家族・介護者にある程度のセルフケアを任されている医療行為で，もう1つは医師や看護師など医療者が訪問したときにしか行えない医療行為である．
　ちなみに痰の吸引などヘルパーなどにある程度任せられる医療行為があるが，

非常に限定されており，現実的には，本人・家族・医療者の誰かが行うというのが原則になる．

　例えば中心静脈栄養療法や在宅人工呼吸療法は在宅療法として認められているので，家族・介護者のセルフケアがある程度可能である．一方で末梢静脈の点滴や注射などは医療者が行わなければならない．在宅療法で認められている医療行為のいくつかを組み合わせながら，医療者が訪問して行う医療行為をどこまで組み立てていくのか？　ここに在宅で出来るだけの治療という言葉の意味がある．

　内出血は右足大腿部の一部とわき腹ぐらいにしか見られなかった．しかし全身に浮腫が出てきており，少し呼吸苦がある状況である．

　「苦痛を与えない範囲での治療を考えますが，注射だけはさせていただきたいと思います．」
家族は強くうなずく．

　「出血傾向についてはどうしようもないと思います．しかしまずむくみをとる治療をしましょう．」

　排尿がないという場合，①尿が作られているのに出せない場合と，②尿自体が作られていない場合がある．この見極めには，膀胱内に尿があるかどうかを見る必要がある．エコーの検査で膀胱を見ても尿はあまり溜まっていない．そうだとすると尿自体が作られていないと考えざるを得ないのだが，腎臓が尿を作らない理由として，腎臓機能自体が低下している場合，腎臓自体の機能はあるが（特に血管内の）脱水が進行しているため尿を作らないように腎臓が調整している場合がある．この場合は採血などでは腎機能自体は若干低下していても決して尿が作られない腎臓とは思えなかった．血圧は90台程度，アルブミンが低く，むくみなどが見られる．

　私は，アルブミンの点滴と利尿剤の注射をすることとした．アルブミンが低いことで，血管内に水分を保持する能力が低いと利尿剤自体に効果がない．アルブミンによる血管内水分保持と利尿剤による利尿作用を組み合わせることで排尿を効率的に促す方針とした．その後ようやく尿が出始めた．しかし薬の効果が止まるとすぐに排尿も止まってしまう．ベスト体重になるまではこの治療を繰り返すことにした．そしてその間，少しずつ栄養剤などの投与量を増やしていく．

　アルブミンとは体力・バランス維持力などを現す一つの指標と考えられている．アルブミンだけを見るわけではないが，療養の目標をアルブミンだけで論じると，

アルブミンの消耗を抑え，足りないアルブミンを補いながら，体力向上しながらアルブミンの生成を促すということになる．

胃瘻からの栄養を減らして，アルブミンの補充をしながら点滴をする．一見それで少し時間が稼げるように思えた．確かにむくみも減ったし，体重増加も見られなくなった．しかしそれでも徐々に血圧が下がり始める．

私は家族に説明する．

「血圧が低下していて，尿も出づらくなっています．体力低下，老衰が一層進んだ状態だと思います．この段階ではすでに治療的対応は難しいと思います．一両日に急変もありえると思います．今後はいかにすばらしい時間を過ごして人生の意義を深めていただくことが目標となります．そのために，本人の身の置き所がないような苦痛を生じたときのための座薬を念のために処方します．こちらを使用する際にはご連絡下さい．またなるべく周囲に楽しい雰囲気を作るように努力していただき，本人にとって安らかな時間になるように心がけて下さい．」
と伝えた．

それでも何も出来ずに見守っているのは苦痛だと家族は言う．いくら状況が厳しくとも何もせずに指をくわえたまま，大事な家族との別れの時間を迎えることは寂しいというのだ．

この時間を有意義に過ごすためには，好きな音楽をかけてあげることや，香りなどに気遣う家族が多いことや，手を握って感謝の言葉をかけてあげることや，ほんの少量でも本人が好きだった食べ物などを胃瘻から入れてあげることなどがあると家族に伝えた．

そのとき，家族の顔がパッと明るくなった．それではもともと行きつけだったフランス料理レストランのシェフに頼んで野菜スープを作ってもらうと言っていた．

「良いことです．」と言いながら，私はその日の訪問を終了した．ちょうど初回往診から2週間目，14回目の訪問のことだった．

私が再び呼ばれたのは，翌日午後6時頃だった．患者さんは奥さん・娘さんに付き添われる中，最後は大きなため息にも似た呼吸をしてそのまま呼吸が止まったとのことだった．

寿命という言葉がある．何を持って寿命とするのか？

死んだときを寿命とするのは当たり前だが，生き切った時間を寿命というので

あればまさにろうそくが最後のろうの一滴まで燃やし尽くして生き切るというのが本当の寿命かもしれない．

　点滴や薬の使用などによって，腸管機能低下・循環機能低下などを追いかけても対応できず，徐々に進行していく体の機能低下…まさに寿命のろうそくを最後まで輝かせようとする中で，医療は病気や障害の風雨から寿命のろうそくの炎を守ることは出来たとしても，ろうそくのろう自体を補充出来ないということを悟らざるを得なかったのだ．

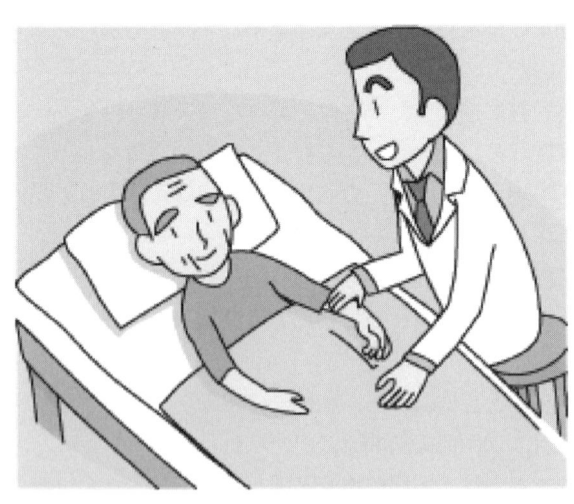

症例2．癌

〈症例に現れる療法等〉
②在宅成分栄養経管栄養療法　④在宅中心静脈栄養療法
⑦在宅酸素療法

「私，もともと痛みには弱いのです．」

42歳の卵巣癌の女性は退院前のカンファレンスで集まった私にあっけらかんと言い放った．

「痛みだけは取るようにして下さい．」

夫と6歳になる娘との3人暮らしで，2年前，ちょうど40歳になったときに行った健康診断で卵巣の腫れを指摘され，大学病院を受診し，手術の結果卵巣癌と診断された．その後化学療法などの治療に専念したが，腫瘍の進行は止まらず，腹部全体に腫瘍が広がるようになり腸管機能が阻害されて腸閉塞を繰り返し，食事摂取も困難となるばかりか，吐き気も出てきてしまった．栄養摂取のために中心静脈栄養療法が開始となり，嘔吐や吐き気を防ぐため排液目的で胃瘻を増設されていた．

初めて診た患者さんは，腫瘍でいっぱいになっているお腹以外は痩せていた．点滴台を押しながらその女性は夫に寄り添われる形でカンファレンスルームに入って来たが，足取りはしっかりとしている．病院の婦人科主治医・看護師・退院をコーディネートする療養支援室の看護師・私・訪問看護師・薬局薬剤師が待ち構える中，患者本人と家族が来て，狭いカンファレンスルームはいっぱいになった．病院の婦人科主治医からの病状説明・看護師からの看護状況説明，退院に向けての様々な環境整備状況の説明などを受けた後，患者家族に意向や不安を尋ねてみた．ご主人はまだ仕事が忙しい世代，いくら奥さんが大きな病気で退院して自宅療養するからといって，全てを支える自信はない．

「昼間は家に居ることが出来ません．医療行為は全くわかりませんから，痛いと

か苦しいといった場合，自分では何も出来ないので不安なのです.」
　退院前のカンファレンスにはいろいろな意味がある．病院スタッフと在宅スタッフが共通の病状認識をすることや，病状に合わせた療養環境・ケア体制をあらかじめ作ることで,円滑な退院をサポートするための役割が一番と捉えられる．在宅療養の不安や負担感を調べたある調査では，退院後自宅療養中にいろいろな病状変化に対応しているときよりも，在宅療養開始となる退院前後こそが一番患者本人・家族の不安が強かったという結果が出ている．だからこそ患者本人・家族が何より不安に思っていることをあらかじめ伺っておき，対策を立てることが重要である.
　若い人の悪性腫瘍の場合，自宅に帰ってから逝去するまでの期間は通常1ヶ月〜せいぜい3ヶ月程度のことが多い．その間，自宅療養中に起こりえる症状変化は激しい．最近は癌の疼痛緩和の技術も昔に比べると格段と進歩したが，それでも100％無痛とは言えない．癌自体の痛みはともかくとして，動けないことを苦痛と感じたり，体力低下でさえも苦痛になる．癌という病気とともに生きていること自体が苦痛になることもあるのだ．症状変化は生活変化に直結する．変化する症状に合わせて生活の仕方を組み立てなければならない．つまり介護の仕方もいろいろ変える必要があるのだ．その意味では介護者の順応力や即応力なども必要になってくる．介護者の時間的・労力的な関わりが限定していること自体に無理が生じてくる.
　症状変化を恐れている患者さん・そして最初から介護に限界を感じている患者の夫の2人とさらに6歳の娘…しかも病状は重い.
　「たぶん1ヶ月…」私は内心予想した．しかし，その間何となく大変なことになるということは予想が出来た.
　こういう場合，私は切々と在宅療養の大変さを説いて家族に心や体力などの準備をしてもらったり，覚悟を決めてもらったりすることはしない．むしろ，ただ「はい，そうですか．一緒に頑張ってみましょう.」と伝えて，話を承っておくだけにとどめることが多い.
　無為無策のようなやり方であるが，蓋を開けてみなければわからないのが在宅療養だ．何もかも見越したような先回りなリスクマネージメントよりは，一緒に走りながら考えることの方が実際的だと私は考えていたからだ．それにただでさえ不安な患者や家族にそれ以上の負担をかけさせたくないという思いもあった.

私にとっての退院前カンファレンスとは，きちんと詰め事をする場というより，スタートラインに立っている人の顔ぶれを眺めて，「さあみんな一緒に走り始めよう」と音頭をとるだけという意味合いが強い．
（このような走りながら考える方法は柔軟な対応能力を要するという意味で体力も必要である．最近方針を変えて，退院前に患者家族とだけはある程度別に詰めておいた方が良いとも思えるようになったが…）
　しかし退院前カンファレンスできちんと詰めておかなければならないことがある．物品や器材など医療材料をどうするかという問題と，退院直後の訪問を誰がいつ行ってコーディネートしてくれるかだ．退院直後に必要な医療物品がないとすぐさま在宅療養は行き詰まってしまう．だから物品こそはスタートラインとして非常に重要だ．また最初に訪問した医療者が，退院直後の様々な不安に触れることが出来る．極端な言い方だが，最初に訪問した医療者こそが，全てを組み立てる権利を持っているのだ．
　数日後患者さんが退院した．
　やはりご主人は1人では無理だと判断したのだろう．
　患者さんの両親が同居することとなった．中心静脈栄養療法・胃瘻・酸素などの様々な機器が搬入され，12畳はある広い寝室が病院の個室のようになっていた．
　中心静脈栄養療法は通常消化管が使用出来ない患者さんにとって栄養補給する唯一の方法になる．消化管が使用出来ない状態とは，先天性障害や加齢障害による消化吸収機能不全もあるが，多くは悪性腫瘍の進行による消化管機能不全の場合である．体へのアクセス方法により体外式・ポート式などの方法があり，通常毎日の輸液バッグの交換は家族が，週1～2回程度の回路交換や穿刺部位の消毒などは訪問看護師が担うことが多い．もちろん自然にポタポタと落として投与する場合もあるが，通常はポンプを使用して決められたスピードを守って投与している．輸液製剤や交換用の回路や消毒物品関係などを合わせると軽くダンボール2箱ぐらいになってしまう．一方で胃瘻はこの場合栄養剤投与というよりも排液（胃液や唾液・腸液など，消化管内で生成され循環し吸収されるのが通常だが，途中で閉塞があると逆流し頻回な嘔吐とならざるを得ないので）を目的としているが，それでも様々な注射器や排液を溜めるバッグなども用意されることとなった．
　また息苦しさに対して酸素の機器（酸素濃縮器や酸素ボンベなど）そしてヘルパーや両親を含めて家族3人，さらには訪問看護師や医師など実に多くのスタッ

フを抱えて在宅療養がスタートした．各種鎮痛剤や制吐剤なども用意された．

　帰宅して1〜2日は調子良く過ごせたが，その後徐々に痛みが強まった．発熱も見られることが多くなり，鎮痛剤や解熱剤など対症的対応は重度化していった．それぞれの薬液の量を微妙に調整する必要があったため，ポンプが3台それぞれに鎮痛剤や制吐剤，鎮静薬などがセットされた．本人の訴えに応じて各種薬が投与出来るようになっていた．それでも本人の症状が治まらない．胃瘻の管が抜けたと同時に膿が大量に排出された．腹腔内膿瘍による疼痛と発熱だった．その後は膿が出たおかげで疼痛や発熱は治まった．しかし痛みの記憶は強く患者さんに残った．このまま起きていること自体が苦しい．

　「寝かしてほしい．死んでしまいたい．」

　自宅で鎮静薬を使用して，睡眠状態を作ることはさほど難しいことではないが，道義的問題と同時に，介護者全員の同意と，管理的対応の協力などが不可欠になる．

　何度も話し合った結果，患者本人と家族がしっかりと同意する中で，鎮静療法に入った．鎮静に入る前に，

　「お母さんは疲れたの…」

と娘に抱きつきながら患者さんは涙した．

　その後睡眠薬を使用しつつ，夜を中心に寝ている状態となった．これまでの苦痛から開放され安らかに寝ている母親の姿は子供にとっても，夫にとっても非常に心休まるものだったという．

　数日後，患者さんは静かに息を引き取った．

　ご臨終の場に医療者は要らなかった．家族だけで最後まで静かに見送ってあげたという．

　患者さんが静かに横たわるベッドの周りには親族一同が車座になって座って酒盛りしていた．

＜薬局の視点＞

　この患者さんが退院してきたのは平成18年4月のことだった．当時，一般的にはまだまだ相当稀有な「在宅メニュー」で，患者本人・家族の望みはとにかく，家で死を迎えるときまで痛みがないこと，良く眠れて朝は気持ち良く目覚めたい，

ということだった．

　直前まで入院していた医療機関では，麻酔科医により緩和療法が導入されたが，落ち着きを見せたところで，慌しく再退院調整が行われることになった．

　実は，我々は再退院前の調剤には関わっていなかった．英裕雄医師からの開口一番の依頼は「注射薬をたくさん使用している．投与ルートを整理してくれ」であった．

　つまり，病棟での投与ルートや投与スケジュールは必ずしも在宅で実現可能ではないため（在宅では医師・看護師など直接医療行為を行えるスタッフが常駐していないため），治療効果を損なわない範囲で可能な限りルートを簡便化して在宅療養に備えたいが，知恵を出してくれということだ．

　注射薬投与プログラムを聞いて（FAXで読んで）しばし唖然としたものだ．正直言って保険薬局が処方せんをもとに調剤出来る注射薬がほとんどないのである（平成18年当時）．そのせいなのか，再入院前に関わっていた保険薬局が断ってきたため我々にお鉢が回ってきたのではないか，と妙に納得したものだった．

　さて，我々が確認したことを列記する．

① 訪問医師・訪問看護師の訪問頻度は？
② 各注射薬のうち，24時間投与キープ・div（Intravenous Injection by drip：静脈への点滴注射）・iv（Intravenous Injection：静脈へのワンショット注射）・疼痛増幅時に増量する薬液は？
③ （ある程度医療行為を任せられそうな）家族はいるのか？
④ ③の家族がいるのであれば，何時から何時まで付き添いが可能か？

　上にあげた①③④は英医師及び訪問看護ステーションに電話で確認し答えを得たのだが②に関しては病棟の担当医師に直接電話したり，FAX等でやりとりした．

　何せ，緩和目的の在宅療養であるため，器材や投与スケジュールを工夫して病棟で上手くいっている注射薬投与を何とか継続したい，というのが訪問医師・訪問看護師・そして我々ポンプレンタル・保険薬局チームの目指すところである．当時，英医師とこの件に関わっていた訪問看護ステーションのチームとは何度も一緒に癌末期患者の在宅療養を行ってきていたため，暗黙のうちに「求められている美学」を察知出来た．つまり，「短期決戦！相手に不安は与えない！」である．例えば，それは水上を優雅にすべっていても水面下では必死になって水かきを動

かしている白鳥の如き"平静さ"を求められるのである．先ほど「美学」という言葉を使ったが，それは決して自己満足のアートではない．医療提供側チームが皆一様に平静であることによって，患者本人・家族に安心を与えることになるのだ．

そのためには，再退院初日に全て必要な薬液・器材が揃っており，入院中よりもスッキリとわかりやすいルートになっていることが大切なのである．

さて，実際の処方に対して我々が用意した器材を具体的に列記しよう．

① サンドスタチン持続微量投与のための精密輸液ポンプ（デルテックCADD-Legacy Plus（**写真1**））と専用メディケーションカセット及びエクステンションチューブ．

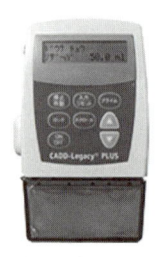

写真1　デルテック CADD-Legacy Plus

② 1％塩酸モルヒネ注の持続微量投与及び疼痛増幅時のPCA投与を行うためのPCAポンプ（JMSアイフューザーポンプ（**写真2**））と専用薬液バッグセット．

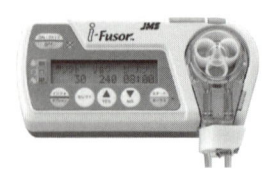

写真2　JMS アイフューザーポンプ

③ メインの24時間持続投与をする薬液（ソリタT3G＋アドナ3A＋2％キシロカイン注40ml＋セレネース3A＋リンデロン注）投与用中心静脈栄養用ポンプ（**写真3**）と専用のポンプ用チューブセット

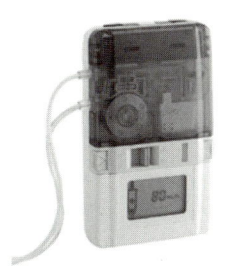

写真3　テルモ社カフティーポンプ

①の専用カセットには100mlの薬液が入る．そこで，サンドスタチン（1日量9.6ml）を10日分詰めておき，交換は訪問看護師が行う．

②には，退院日前日の1日ベース液量を病棟緩和専門医師に確認し1％塩酸モルヒネ注射薬をベース量の10日分になるよう生理食塩注で希釈し，PCAボタンを押す頻度を見ながらではあるがほぼ1週間の交換ですむように調整した．同じく交換は訪問看護師が行う．

③は1日1回のバッグ交換であり，通常は自然滴下でも問題ないかもしれないが2％キシロカイン注，セレネース3Aが混注されているため，中心静脈栄養用のポンプを使用する．バッグ交換は家族が行う．アナフラニール2A入りソリタT3 200mlは訪問看護師が訪問中に側管からdivする．

さて，問題は，入眠時の
④アイオナール
⑤ドルミカム投与である．

メイン輸液ルート③にはすでにサイドから上述の①②が常時接続されていることになり，④⑤を接続出来るよう側管を確保しなければならなかった．これらの投与に関しては，毎日訪問に入るという訪問看護師が退去時に2つの側管に2液を接続しておきご主人が患者さんの様子をみてクランプを開け投与を始めていただくことにした．④のアイオナールは必ず毎晩投与し，それでも入眠していないようなら⑤のドルミカムをドリップする，というやり方が英医師から指示される．④⑤ともに翌日の訪問看護師の訪問時までクランプを閉じてはおくがメインルートの側管に接続したままにしてもらうことにする．

以上を図1に示した．ルートの全てにビニールテープで薬液名を記したフラッグを貼る．

II. 在宅医療の現場に学ぶ症例の実際

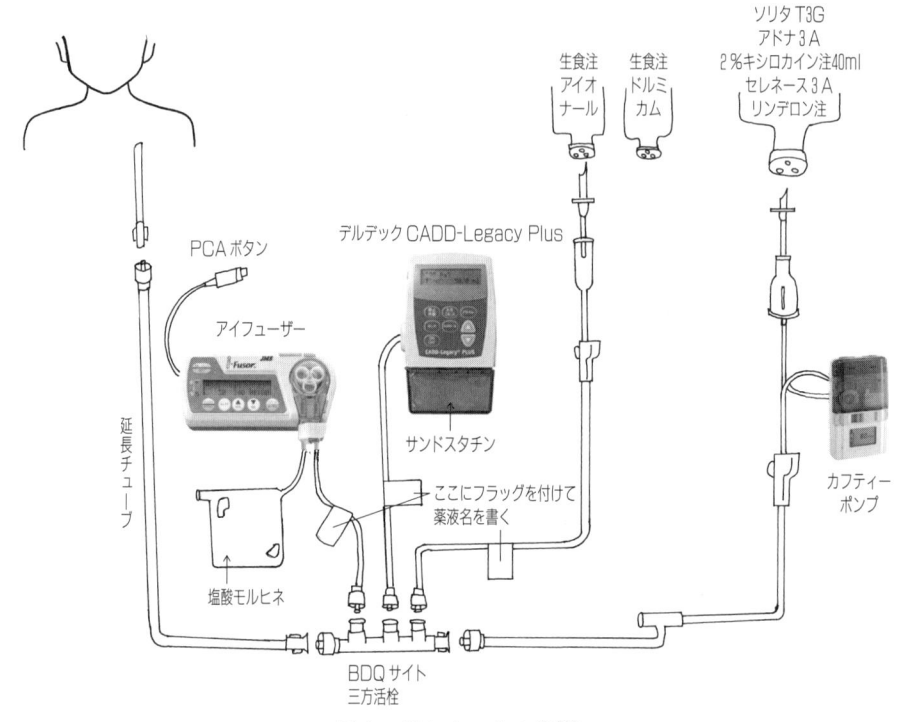

図 I　投与ルートの実際

　実は，保険薬局への処方せんは発行されなかった．状態により注射薬の中身が頻繁に変わることが懸念されたことと，訪問医師・訪問看護師が毎日入るので，全ての薬液は新宿ヒロクリニックで用意してもらうことにし，訪問診療直前または前日に家族や訪問看護師から患者さんの状態を聞きながらその日メインとなる輸液の混注などをしてもらった．クリニックの医師や看護師はさぞ面倒だったろうと思うが，何せ保険薬局で扱える注射薬はソリタくらいしかなく，そのソリタにしても「高カロリー輸液」ではないので，いずれにしても保険薬局が調剤報酬を請求出来る範疇ではない．サンドスタチンは皮下投与であれば認められるし，塩酸モルヒネ注も扱えるが，このケースでは敢えて診療所での調剤にしてもらった．一方，ポンプや専用ポンプ用チューブセット，他のルートを薬局から新宿ヒロクリニックに購入（ポンプ3機種はレンタル）してもらった．調剤はしなかったものの，我々の一番の役目は薬液ルートの簡便化を目的とした「器材選び」で

あった。保険調剤の範疇をこえた業務ではあるが，無菌調剤を行っている薬局薬剤師の「器材」知識は自然と身についてくるし，長年続けているといろいろ便利な器材類が揃ってくる。汎用ではない器材も多く，在庫するリスクはあるが，安全・便利，つまり在宅の場で使い勝手の良いルート類に関しては他の医療機関から相談があったときに推奨出来るため，長い目で見ればその知識と在庫製品の豊富さは薬局の「売り」となる。また，幸か不幸か無菌調剤を行う薬局数は極端に少なく，したがって処方せんを受け薬剤を配送する地域がおのずと広域になってしまい，ほとんどは非効率的であり「不幸」となるが，例えば新宿ヒロクリニックの患者さんだけで使用しきれなかった器材でも，他の地域の訪問診療医師や訪問看護師に紹介し，使ってもらうことも出来るわけである。

とはいえやはり一保険薬局が多くの器材在庫を抱えることは経営的に相当苦しい。出来れば在宅現場の財布に優しくなるように器材類の包装単位は5個程度にするなど少数にしていただきたいものだ。

さて，このケースで忘れてはならないことは，再退院に備え患者さんのご主人が介護休暇を取って常に患者さんと寄り添ってくれていたことである。ご両親も同居して下さっていたがお二人の役目は主として6歳のお孫さんの面倒のようだった。患者さんの輸液バッグ交換やポンプ類のトラブル時の連絡などは全てご主人が行ってくれた。

医師や看護師が毎日訪問出来たとしても，入眠剤の投与開始など訪問時間以外で行わなければならない手技はやはり理解力のある家族の手が不可欠である。ご主人は「何とかぐっすり眠らせてあげたい。朝スッキリと眼が覚めて娘と会話して欲しい」という一念で取り組んでくれたと思う。実際には理想どおりの朝の目覚めを経験出来たのは数回だけだったかもしれない。

クリスチャンだった患者さんは，今回の再退院に際して既にチャプレンを頼みベッドサイドで彼岸に赴く祈りを捧げてもらっていたという。そんな彼女は次第に

「私，まだ死ねないの？」

と言ってご主人を責め始めた。いっそのこと安楽死を遂げさせてやりたい，とご主人は英医師に相談したことがあった。そのとき，英医師は訪問看護師や我々も含めてご主人と話し合った。英医師は我々に対しても自由に意見を述べる機会を与えてくれる。医療者としてではなく，一人の人間としての意見を求められる

のだ．私が申し上げたのは「ご主人に甘えたいのかもしれない…今まで夫婦喧嘩ってあまりされたことないのでは？うんと駄々をこねさせて，ご主人も叱ってあげたら？」なんてことを言った．そのとき英医師と訪問看護師の目が少し笑っていた．翌日，ご主人が言ってくれた．少し照れながら「ちょっと喧嘩してみましたよ．」

　それから3日ほど経過したとき，患者さんは永眠された．我々が臨終に立ち会うことはほとんどない．直後の報せはほとんど主治医か訪問看護師から受けるのだが，このときはご主人自らが連絡してくれた．

　少し落ち着かれた頃にポンプを引き取りに伺った．

「お疲れ様でした．」

「いろいろお世話になりました．」

「いえいえ…ご主人，休めてますか？」

「そうですね…しばらく飲めなかったので今は毎晩ちょっとやってから眠っています．」

　短い言葉を交わしただけだけれど，ご主人の表情は（出来るだけのことはやってあげられた）という穏やかな微笑みを湛えていたような気がする．

「助けるつもりが助けられて」

　という言葉があるが，この仕事をしていて遺された家族のこのような何気ない表情に救われているのはいつも我々の方である．

（＜薬局の視点＞著：㈱ウィーズ　泉千里/㈱ファーコス　長富範子）

症例3．障害

〈症例に現れる療法等〉
⑤褥瘡のケア　⑧ストーマ（人工肛門・人工膀胱）
⑨膀胱留置カテーテル・膀胱洗浄

－ベッドの記憶－

　人生には3つの坂がある．上り坂，下り坂，そして「まさか」だ．
　14年前はデパートのトップセールスマンだったI氏が病院のベッドで目を覚ましたとき，全てが変わったということはわかったが，それが永続的なものだとは全く思わなかった．
　最後の記憶は，職場の倉庫で電化製品の荷崩れに飲み込まれた瞬間だった．生まれながら障害を持つ妻と26年前に結婚し，生活費の他に介護ヘルパーに払う費用を捻出する必要があったI氏にとって，通常の職員給与の他に半年に一度優秀なセールスマンに支給される報奨金はばかにならない収入だった．
　デパートのテレビ売り場に来る客には，いくつかのパターンがある．最初から機種を決めて買いに来ている客，テレビが欲しいと思っているが，まだどの機種にするかを決めていない客，何となく商品を眺めているうちに買いたくなる客である．セールスマンの第一歩は，最初の2つのパターンを外さないことが大切だ．しかしI氏は3つ目の客を落とすことにも執着していた．それでなければトップセールスマンにはなれないのだ．
　それでもとにかく1人でも多くの接客をしたい．しかしまさか接客中にあわただしく動くわけにはいかない．あわただしく動けるのは客の前から離れたときだけだ．商品を取ってくるための時間こそが節約出来る時間である．そこを急ぐことで，より多くの接客に結び付けたいと思っていた．無造作に積み上げられた電化製品の山から商品を抜き出した直後に，その巨大な山がI氏を襲った．

Ⅱ．在宅医療の現場に学ぶ症例の実際

…胸椎捻挫・胸髄損傷…

　主治医から告げられた病名が何を意味するのか徐々にわかるようになってきたのは，それから数日してからだった．
　手は問題なく動くが，足が全く動かない．動かないだけではなく，腹部以下の知覚も全くないのだ．触っている感覚もなければ排尿や排便の感覚もない．下半身を見てみると尿道から尿の管が入っており，尿は出ている．しかし，管が入っているという感じもない，自分の体という実感がない．白々しい感覚が残るだけである．排便は時に無意識に出ていることもあるが，全てが出きらないらしい．時々浣腸して出してもらう，それでも感覚がないのだから出きっているのかはわからない．
　上半身だけの体になってしまった．
　下半身は機能しないだけではなく，これからずっと下半身の重みを支えていかなければならないという意味では上半身にとっては全くのお荷物じゃないか，なくて生活出来るのなら，なくても良いとさえ思えてしまう．食事の栄養でさえ，下半身に半分行っている事が疎ましくさえ思えてならなかった．
　「治るんですか？」
Ｉ氏は主治医に恐る恐る聞いてみた．
　「時間がかかりますね．しばらくしたら転院してリハビリをしていただくことになると思います．」
治るのか治らないのかはっきりした答えが聞きたかったが，適当に言葉を濁された．
　自分のこともショックだが，妻がどうしているのかも気になる．周囲の配慮で，すぐに妻は施設に入所しているから安心しろと言われたが，どうしても気になる．食事はどうしているのか，周りの人と上手くいっているのか，やさしくしてもらえているのか，しかしこちらから連絡を取るすべはなかった．
　妻が見舞いに来てくれたのは，リハビリ病院への転院をした直後だった．
　「治療中で安静が必要だからと言われていたので，会えなかったけど，リハビリが開始になったと聞いたので，周りの人にお願いして連れてきてもらったの．」
と，涙ながらに妻が話した．
　「こんな体になっちゃった．君より重症かもしれない．でもお互いに障害者同士

だからこれはこれでもっと仲良く出来るかもね.」
I氏が寂しく笑った.

　手が動くのに，足が動かないから車椅子から離れられない．久しぶりに会った妻を抱きしめることが出来ない歯がゆさをI氏は感じていた．

　もともと妻は重度の障害を持っていた．妻からI氏を愛することは全く出来なかった．

　これまで一方的にI氏が妻を愛してきた．妻を抱きしめて寝る．それがI氏の毎晩の寝方だった．そんなI氏が，もう妻を抱きしめることが出来ない．妻もこれから2人で抱きしめながら寝ることが出来ないことがわかっていた．

「早く帰ってきてね．」
妻はそう言い残すと，寂しそうに帰っていった．

　I氏が入院したリハビリ病院のリハビリは過酷なもので知られていた．周囲にはそれこそ様々な障害を持った老若男女が入院してリハビリに励んでいた．その中でもともと頑張り屋だったI氏は人一倍頑張った．手が利くので，尿の管を入れっぱなしではなく，自分で導尿することを教わり，自分で浣腸さえ出来るようになった．移動のときには車椅子を使わざるを得なかったが，畳の上など平らなところを短距離移動するだけなら上半身を使っていざりながら移動するすべも会得した．下半身に障害がある人用に開発されたアクセルがハンドルに付いている車があると聞いて，車の運転さえ出来るようになった．

　まだ景気が良かった時代だった．

　もともと自分にかけていた生命保険と会社の配慮，さらには仕事中の災害ということで労災保険が適応となったおかげで，日々の生活に困ることはなかった．

　I氏が自宅に帰ったのは，事故からまもなく1年になろうかとしている頃だった．妻も長い間の施設入所から帰ってきた．ようやく文字通り2人の新しい生活が始まったのだ．当初はどうなることかと心配したが，新居は自治体が障害者用に造っているバリアフリー住宅で，決して広いものではなかったが，住居費は格安だった．目の前に駐車場もあり，障害者用に改造された自家用車が止まっている．車椅子生活は不便だったが，ヘルパーが来てくれているおかげで食事や買い物，掃除洗濯などはしてくれる．気が向けば2人でドライブにも行ける．生活費に困るわけでもなかったので，もとの生活に戻りたいと思っていても，これはこれでそれなりの生活かもしれないと思い始めていた．

しかし妻と同じベッドで，抱きしめあって寝ることは出来なくなった．
　隣同士のベッドで寝るようになった．お互いの寝息を感じながら離れて寝ることにもいつしか慣れるようになっていた．
　足の傷や床ずれ（褥瘡）に苦しみ始めたのは帰宅後しばらく経ってからだった．
　知覚がないというのは恐ろしいことで，足を引きずっていることに気が付かないまま車椅子を押されたことがあった．足の親指が地面にこすれて，それこそ肉が露出するまで擦過傷を作ってしまったりした．普通，たとえ同じ姿勢で座っていたとしても，始終少しだけ姿勢を直して一点に長時間圧力が加わらないようにしているのだが，I氏にはそれが出来なかった．一度座ると座りっぱなしになる．その間お尻を持ち上げて座り直すことなどめったに出来ない．長時間外出した後にはいつもお尻に負担がかかっていたのだ．床ずれができては治り，外傷ができては治り，そんな事を繰り返すようになってしまった．
　傷や床ずれができている間はなるべく安静を保たなければならない．この安静がまた曲者で安静になっている姿勢が悪ければまた違うところに床ずれができてしまう．
　それこそ体中のどこに圧力がかかっているのかを始終チェックしなければならないのだ．
　臀部に床ずれができると厄介なのはそれだけではない．
　尿や便によって傷が汚染されると治癒が遅れるだけではなく，感染を併発することでさらに傷が悪化するのだ．さらにもともと動いていた手が不自由になってきたとき，I氏はさらに追い込まれた．出来ていたはずの自分での導尿や浣腸などが不自由になってきたのだ．
　自分のことが自分で出来ない．
　改めて行った検査の結果は脊髄空洞症という病気だった．
　脊髄に栄養を運んでいる血管の異常なのか何なのかはわからないが徐々に脊髄が機能を失っていくというものだった．
　リハビリ病院で，何とか出来るようになったことが再び出来なくなりつつあるのだ．最初は，床ずれは油断をしたときだけにできていた．いつしか床ずれがないときがなくなり，こちらの床ずれを治すために姿勢を変えたり，気を使っていると，そのうち他に負担が加わり，そちらに床ずれができるということを繰り返すようになった．いざっても臀部の床ずれには悪化要因になる．排便も悪化要因

になる．尿漏れもだめ…これでは生活出来ないではないか．いつしか床ずれによる感染から発熱で入院退院を繰り返すようになった．

　妻との一緒の生活も次第に大変になってきた．
　I氏についていたヘルパーとともと妻についていたヘルパー，両方合わせてようやく2人の生活が成り立っていた．しかしI氏が入退院を繰り返すようになり，ヘルパーの訪問は限定されてしまった．それでは妻独りの生活は成り立たない．妻には長期の療養型施設への入所が決まってしまった．
　「自分も病院での生活になってしまう．お前のことを大事に思っているが，帰れる見込みも立たない．そんな自宅で独り困って生活しているお前を見たくない．施設で生きてくれ．少しでも長生きしてくれ．」
I氏の別れの言葉だった．

　入院しても，I氏の床ずれも一向に良くならない．そればかりか両手が徐々に不自由になってきたので，自分で導尿や浣腸も出来なくなってきた．
　主治医から，
　「このままでは傷がいつも尿や便で汚染されてしまう．人工肛門・膀胱瘻を作ってはどうか」
と示唆された．苦渋の選択だった．

　もともと知覚がないのだから，痛みが怖かったわけではない．しかしこれまで動かないのか．傷がたくさんできるとはいえ特別な体ではなかった．人造人間になってしまうような気がした．いろいろ説明を聞いて，やはりそれしか選択はないと感じられるようになったのは，最初の話から1ヶ月近い時間が経過してからだった．

　このままでは退院出来ない．自分で交換出来ないことは良くわかったが，訪問看護師や訪問診療医が訪問してこれらの管理をしてくれるという．
　とにかくこのままでは一生病院で過ごすことになる．I氏としては何とか自分の生活をしたかったのだ．尿と便のコントロールをすることでI氏の生活からオムツを使うことがなくなり，お尻にやさしい環境が出来あがった．一方で人工肛門のパウチと膀胱瘻のカテーテルとの付き合いが始まった．効果は抜群だった．当時発売されたばかりのエアマットレスを使い始めることと，オムツの使用がなくなったことでI氏の床ずれは見る見る良くなったのだ．

　I氏は家に帰ることが出来た．もともとそれほど生活費に困窮していたわけで

はない．その気になればある程度自費でヘルパーを賄うことも出来る．だったら家に帰ろう．I氏は決心した．妻も独り離れて施設で生活しているのを呼び寄せて，再び一緒に生活することをI氏は希望した．

このような希望を相談員に伝えたとき，
「言いにくいのですが，奥さんは，あなたが入院中に施設で静かに息を引き取られました．」
相談員が悲しそうに答えた．

最後はやはりI氏同様床ずれがあったようだ．
「もちろんあなたは退院出来ます．でも奥さんはもういらっしゃらないので，お独りでの生活になります．よろしいですか？」
驚きと悲しみがI氏を襲ったが，それでも退院することをI氏は選択した．

ベッドが2つ並んでいた自宅で，I氏は当初の自分のベッドで過ごし始めた．隣には妻が以前寝ていたベッドがある．障害を持った妻が生涯を過ごしたベッドをI氏は捨てるには忍びなかった．

ある晩，ヘルパーに無理を言って，妻のベッドに横たわらせてもらった．なぜそうしたのかはわからない．床ずれも治っていたので，少し気も大きくなっていたのだろう．もともと妻の体に合わせたベッドはI氏のベッドよりもはるかに小さなものだった．それでもその日はなぜかI氏は妻のベッドを使いたかったのだ．

夜，I氏は夢を見た．今や全く手も動かなくなったI氏を，自由になった妻が抱きしめてくれたのだった．

症例4．認知症

〈症例に現れる療法等〉
⑩インスリン療法

―介護の意味？―

　認知症とは障害病名である．アルツハイマー型認知症，脳血管性認知症，レビー小体型認知症など認知障害を引き起こす疾患は実に様々だ．だから認知障害があるというだけの認知症と診断付けるだけでは不十分で，何による認知症なのかを見極める必要がある．認知症を引き起こす疾患の多くは不可逆的・進行的なのだが，中には適切な治療で劇的に改善出来る認知症もあるから，なおさら診断を付けてきちんと対応することが大事である．

　認知症の患者さんを診察するには特別な配慮が必要となる．時には暴れていたり，暴言や暴行などから待合室で他の患者さんに迷惑をかけることもあり，どうしても相談内容が日常生活全般に及ぶことから診療時間が長くなりがちだからである．

　初診の患者さんの場合，詳細な問診と，本人の診察，認知機能検査，そして患者家族・介護者との話となるのだが，これだけで通常30分はかかる．医療機関によっては物忘れ外来や認知症外来などと称して，他の一般の高齢者外来とあえて区別して診療していることも少なくない．

　私の外来では認知症の専門外来は設定していないが，高齢者のかかりつけ相談をしているとどうしても認知症の方の相談が多くなる．しかも高齢者の場合，認知症だけではなく様々な病気の相談を一括して行っていく必要があるのだ．

　もともと糖尿病があり，インスリン療法を行っていた患者さんが，認知症の医療相談も一本化したいという希望から通院を始めた．患者本人の診療は本人がしきりに，
「自分は大丈夫．具合が悪いのはこっちの方だ．」

と同行していたその患者の妻を指差すので，通り一遍の診察以上は出来なかった．診察が終わると同時に，同行していた妻がどうしても独りで話をしたいという．私はまず診察室の外を伺う．幸い他に外来患者が待っていないことを確かめ，奥さんに向かった．夫の前では寡黙だった奥さんが息せき切ったように話し始める．

　「もともと笑顔一つなく，人付き合いも悪い偏屈な男と思われていた主人が，『最近とても丸くなったわよね．』と周囲の人から言われるようになったのは，3年ほど前のことです．
　当時は認知症と診断された直後のことであり，私も動揺していたため，その言葉を聞いて，几帳面な主人がだらしない別人に変わりつつあることを，周囲の人に感づかれてしまった，とひどく恥ずかしい気持ちになり，あわてたりもしたものです．
　主人が突然本を売ると言い出したのもその頃でした．古本屋1軒では処分しきれないからと，2軒の古本屋が家中の本棚に並べられた本を引き取って行きました．本棚だけが残った書斎というのは，こんなにも寂しいものかと感慨にふけるまもなく，今度はレコードや趣味で撮りためた写真，こちらも処分をすると言います．しかしこちらは買ってくれるようなところはないから，ごみとして捨てることにしました．趣味で撮りためた写真はともかく，捨てたレコードの中には私が気に入っているのもありましたが，『もう要らなくなった．』と私に相談もなく捨ててしまったのでした．今になって思うと，天晴れでした．老後のための身辺整理だったかもしれませんが，当時私は次々と理解出来ない主人の行動に振り回されていた時期でした．主人はきちんと食事をしているはずなのに，『今日は全く食事を食べていない』と言って何度も食事を要求したり，独りで外出しては道に迷って帰宅出来なくなって私を困らせていたので，本やレコードなどを処分することも，突発的な理解出来ない行動の一つとしか見えませんでした．
　主人と私と姑は昭和35年から姑が他界するまで実に41年間3人だけで一つ屋根の下で暮らしたことになります．結婚して最初のうちは子供をもうけることも考えましたが，結局主人との関係は濃密なものにはなりませんでした．主人は全く女心がわからないのか，プレゼントはおろかやさしい言葉がけさえ出来ない性格で，妻である私は夫の行動には一切口を挟まないことがルールとなっていました．
　結婚して数年経ち，20代も終わりになる頃，このまま家でじっとしていること

に嫌気がさして，何か習い事をしたいと恐る恐る聞いてみました．

『生け花なら許す』とのことで，もともと自分では特に生け花をしたかったわけではなかったのですが，それしか許されないので，仕方なく稽古をしているうちにいつしか師範になるまでのめり込んでしまいました．また短歌やお茶なども嗜むようになり，そこそこ自分でも，一人前として楽しめるだけになったと思います．その間特に主人は私がしていることに関心を示すことはなかったし，ましてや協力するということもありませんでしたが，一切口出しせずに，私も自由に出来たことは今ではありがたいと思っています．

主人とはこんな関係でしたが姑とはそこそこ仲の良い関係でした．元気なときには一緒に買いものに行ったり，芝居などを見に行ったりしていました．そんな姑との何気ない会話や習い事などが，私を支えてくれていました．姑の晩年には主人と同様認知症になり，『あなたにはいつも優しくしてもらってありがとう．でもどうしてあなたは優しくしてくれるのかしら，あなたはどちらの方なの？』とつぶやいていました．それでも私は自分では食べないのに，姑の好物である油ものをせっせと作っては病院に通ったものでした．最初はあれこれ悩んだり，びくびくしながら思ったりしたものの，要点さえつかんで生活していればいいと考えるようになってからは，自分も落ち着き，いつしか主人との関係もこんなものかと返って楽に思えるようになっていました．

しかしその姑も5年前に他界して，その後は夫婦二人きりの生活が始まっていたのです．

今の主人は私に頼りきって生きています．主人はしっかり者でしたから，自分で血糖値を図り，その血糖値に応じてインスリンの量を決めて自分で注射するなども自分独りで行っていました．もともと几帳面な性格でしたからそれらを自分で記録して病院受診のたびに先生に見せたりもしていたんです．しかし，最近では全て私が代わりにしています．少しの間でも私の姿が見えないと私を探して歩き回ります．それでも見つからないと大声を出してわめき散らしています．そのくせ私が他の人と話をしていると，内容がわからないにも関わらず，『自分の前でお前が勝手に話すんじゃない』と私を怒るところなど，昔の主人のままなところも残っています．

何より私が手を焼いているのは，夜の失禁です．この失禁がたまらなく私には嫌なので，私もどんなに夜中であろうがいつも手伝うようにしています．しかし，

たいていは途中で漏らしてしまいます．ひどいときには大便も一緒に漏らしながら，トイレを探して家の中を歩き回る夫の後を追いかけて，床を掃除して回ることもあります．

こんなときには，においがいつまでも鼻についたり，自分の手に尿や便がついている気がして何度も手を洗ったり，消毒薬で床を拭いたりしていないと気が済まなくなるのです．

朝起きて夫の靴下に茶色いものがついていることがあります．そうすると私は靴下を洗濯するだけではなく，必死になって家中が汚れていないかどうか調べて回るんです．トイレはもちろん全ての廊下や階段…部屋という部屋全てです．自分でも神経質になりすぎていると思います．でもどうしても止められません．

最近要介護3をもらいました．これまで木曜日のみ利用させていただいてきましたが，来月からデイサービスは週に2回に増やそうと思っています．」

私はここまでの話を聞いて，これから2人が送る人生の行く末に思いを馳せた．

経過はすでに数年経っている．このように数年来独りで認知症の問題を誰にも相談せずに，耐え切れなくなったときに医療機関に初めて相談しに来る人も多い．もっと早く来れば…と思ってしまうが，家族の想いを聞いてみると「身内の恥をさらすようで…」という感覚が未だに多いことがわかる．

初回の診察では，MMSE・HDSR*を行って，認知機能を調べた上で，紹介状を記載して大学病院など専門医療機関での検査を受けてもらうことにした．そして診断が確定した後，認知症の治療を行いつつ，その他の病気と一緒に認知症の介護などにともなう様々な問題を継続的にかかりつけ医が診ていくことになる．

今回初めての診察では，ひどく認知症を疑わせる言動はなかった．

しかしその日に行ったMMSE*は6点（30点満点）と非常に低く，すでに高度の認知症が疑われた．特に計算機能や短期記憶の障害が著しかった．認知症の症状が進むと，今そこにいる人が誰なのかよく間違えるようになる．この方の場合人に対する認識は正確だが，特に日時や場所については全く当てずっぽうの答えが返ってきていた．

このことを踏まえて，私は介護者である妻に向き合った．

「介護というものはもともとの関係性が大事なのです．介護は決して同情や哀れ

みで行える行為ではありません．離れがたい気持ちが介護という形になるだけなのです．もとからどれだけ密接な関係があったのかによって，介護が出来るかどうかが決まります．認知症は最も介護が大変な病気でもあるのです．」
ここまで言われて，妻はやや戸惑いを見せていた．

　これまで認知症についてはある程度勉強してきており知識もある．認知症の介護の本も読んでいた．多くの本には，失敗を暖かく見守り責めないことや感情を害さないように接する方法が書いてあり，私からも同様の接し方の示唆をもらいたかったのだ．しかし私は言葉を続けた．
　「失礼ながら，あなた方お二人は，もともとそれほど密接な関係ではなかったというお話です．そこにご不幸なことにご主人が重度の介護を要する状態になってしまったようです．」
　「では，どうすれば…」
妻は言葉を詰まらせながら，私を見つめる．
　「冷たい言い方ですが，ある程度距離を置くことです．」
私は短く断言した．
　「今あなたの心はまさにバランスを失いかけています．あなたの気持ちはご主人と適度な距離を必要としているのに，あなたの良心や責任感が，それではいけない，もっともっと介護のために無理やり近い距離に居続けなければいけないと命令しているのです．気持ちと責任感がぶつかっていてバランスを崩していると思います．その負担感が，ご主人にも伝わってしまいます．だから自分は問題ない．問題があるのはあなたなのだという言動に結びついているのではないでしょうか？」
これまで自分を押し殺して頑張ってきた妻は，私の言葉に涙を流し始める．

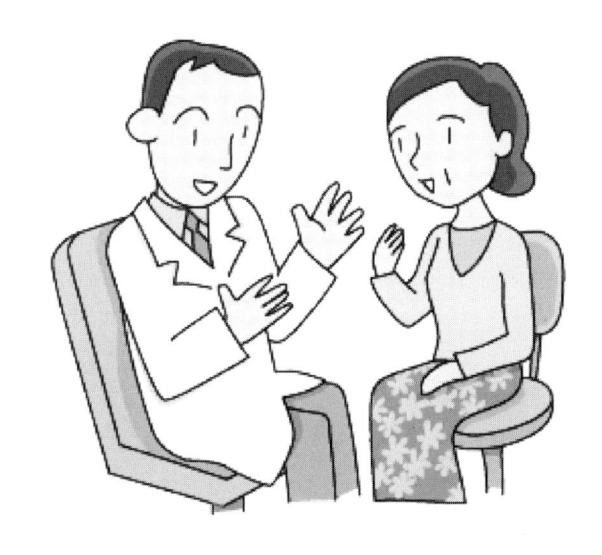

「適度な距離を作って下さい.例えばデイサービスやショートステイを利用するとか…」
「介護は申し訳ないなって思えるぐらいが適切なのです.」
「でもそれではやっぱり…」
妻は夫に申し訳ないと思う気持ちから言葉を詰まらせる.長い沈黙,そしてひとしきり泣きはらした後,妻が言った.
「介護というのは,自分のことだったのですね.次回の診察時にもう少し聞かせて下さい.」

*MMSE・HDSR
　認知症のスクリーニングテストとして世界的に広く用いられているもの.MMSEでは,見当識,記憶,計算・注意力,言語機能,構成能力について見て行く.
　HDSRは,MMSEと高い相関を有し,最高得点は30点で,20点以下を認知症,21点以上を非認知症としている.

症例5．高齢者の服薬管理

〈症例に現れる療法等〉
①気管切開（人工呼吸療法）　②在宅成分栄養経管栄養療法　⑥吸引
⑪ネブライザー（吸入器）

―訪問服薬指導に望むこと―

　高齢者にとって薬の管理は，金銭管理以上に大変なことのようだ．
　特に多剤を服用している患者さんは，普段から飲み続けている定時薬でさえ飲み忘れや飲み過ぎることがある．同居の家族がいるならまだしも，独り暮らしの高齢者などでは，まず服薬管理が出来ている場合はほとんどない．だから残薬確認のために訪問した医師や看護師がかなりの時間と労力を割かれることも珍しくない．
　そして，もしこのような努力をしない場合，すぐに薬が足りないと電話がかかってくることになるのだ．
　また飲んでいる薬が一体何の効果があるのか，生活や食事の仕方などによって調整する必要があるのかないのか，いつまで使用し続けるべきなのか，などそのときの状況に合わせた服薬管理はさらに高度な管理能力を要するため，多くの高齢者の世帯ではほとんど無理という状況になる．さらに足腰が弱っていたり，せん妄が出やすく腎障害や肝機能障害などを持っている高齢者が多いため，薬による副作用が出やすいという特徴もあるので，正直言って多剤を服用することを私たち訪問医は躊躇する．
　また飲み込みや認知などが悪い方に対しては，剤形についての配慮も必要になる．
　散剤などは飲み込みづらいのでどうしても余ってしまう薬になりやすいのだ．
　したがって高齢者の薬を考えるとき，その方の疾患のみならず障害や生活状況・介護状況・認知状況などを考慮した投薬が必要になる．しかしそうした配慮

をするためには，病気や薬のことだけの知識では不十分である．生活や介護の状況を踏まえた服薬指導が不可欠になるのだ．

　これらの理由から高齢者の在宅医療では訪問服薬指導の充実を求める声は大きい．

　しかし一方で多くの薬剤師は医療機関の中で仕事をしているので，このような介護や生活に配慮出来る薬剤師が少ないことも問題であると指摘されている．訪問服薬指導とは名ばかりで，薬や栄養剤などの重いものを届けてもらうためだけであり，届けてもらった薬には，高齢者には全く読めない薬剤情報が付いているだけということも少なくない．患者側でも薬剤師の訪問服薬指導を薬の配達便としてしか捉えていない場合がある．

　私たちが望んでいる訪問服薬指導は，残薬確認・服薬状況確認などをしつつ，その高齢者の方の服薬管理全般をアドバイス・サポートするための重要な役割である．

　そしてその延長線にインスリンなどの注射薬の使用や呼吸器・吸引器の使用などがある．しかし内服薬・外用薬などのない医療機器の使用はありえないので，基本的に適切な内服薬・外用薬管理の延長線に在宅医療機器の使用があると理解されたい．

∴∴∴∴∴∴∴∴∴∴∴∴∴∴∴∴∴∴∴∴∴∴∴∴∴∴∴∴∴∴∴∴∴∴∴

　東京都・新宿区では独り暮らしの高齢者がすでに20％を超えている．高齢者同士の世帯も急速に増加しており，独り暮らしの高齢者と合わせると60％近くになっていると言われている．

　西新宿は副都心と呼ばれ高層ビルが立ち並び，非常に近代的な町並みだが，そのすぐ横に位置する北新宿は細い路地が入り組み，小さい商店やアパート，平屋や2階建ての戸建て住宅が密集する住宅街であり，今でも高齢者が多く住んでいる地域である．そしてその高齢者の多くが独り暮らしである．

　車での往診は厄介で，一度路地に入り込むと行くも戻るも困難な細い路地が入り組んでいる．もちろん駐車スペースもない場所が多い．

　その北新宿の細い路地に面したアパートの2階に住む86歳の女性も独り暮らしだ．

症例5．高齢者の服薬管理

　40年以上保険の外交員をしてきて70歳近くまで働いてきた頑張り屋だった．娘2人はすでに嫁いでおり，夫は施設入所になってから，この2年は独り暮らしを営んできた．室内での歩行などは問題ない．トイレにも行けるし，入浴も介助があれば出来る．食事はヘルパーに作ってもらったり，配食サービスを受けていた．一時血糖値が高くて食事制限を受けていたが，最近ではあまり血糖値が高くなり過ぎることはなくなったので，食事制限はせずに定期的な採血で血糖値などを見てもらう程度だった．

　体の状態はそれほど悪くない．障害の状況も落ち着いている．しかし薬の管理が全く出来ない．処方せんをもらっても薬を取りに行けないこともさることながら，誰かが薬局に行き，薬をもらってきても結局は自分では管理出来ない．さらに時折眠れないと言って睡眠薬を飲み過ぎてしまっては，病院に担ぎ込まれることもしばしばだった．

　飲んでいる薬の種類を数えてみると，12剤ある．朝昼晩の薬もあれば，朝だけや夜だけの薬もある．もちろん頓用薬として腹痛時の薬や不眠のときに使う薬などがあるが，これらを独りでは管理しきれないので，しばしば緊急電話に相談が入る．

　「薬が足りません．」

　行ってみると部屋の中は雑然としているので，どこに薬が置いてあるのかさえわからない．ようやく薬の袋を探し出して中をのぞくと，たくさんの残薬があったりするが，その残薬の数が全く合っていない．たくさん余っているもの，足りなくなっているものなどバラバラなのだ．袋に記入された調剤日付を見てみると，バラバラである．他にもどこかに隠れているかもしれないので，本当に足りないのか，余っているのかさえ判別が出来ない．

　最近ようやく娘が定期的に来て薬の箱に整理するという決まりが出来た．これは有用で，月曜日から日曜日までそれぞれ朝・昼・晩・睡眠前の薬を分別してセットしておき，その中のどれを飲めば良いのか，一目瞭然という状態にしたのである．そして薬の袋を自分で管理しなくても良いようにした．

　訪問しているヘルパーもこれなら飲んだか飲んでいないのかがわかる．おかげで定時薬の飲み忘れや飲み過ぎはかなり減った．しかし今度は，週末になると薬のセットが少なくなると不安に駆られて電話をかける．

　「薬がなくなりそうで不安です．」

「きちんと処方しているから大丈夫ですよ．」
と言っても不安は解消しない．結局は1週間分がきちんとセットされていないと不安になってしまうのだ．仕方ないので2週間分のセットを作ることとした．1週間分だとどうしても不安になる．そうかといって週に2度も3度も娘が来てセットするのも大変だ．そこで1度に2週間分の薬をセットしておき，1週目のセットがなくなりかけた頃娘が訪問して予備のセットを作る，こうしておけば必ず1週間分のゆとりがあるので薬がなくなってしまう不安はなくなるだろうという配慮だった．

こうした配慮でようやく落ち着いた生活が出来るようになったのだ．薬の袋が散乱しているということもなくなり，薬についての電話がかからなくなってきたある日，彼女は急変した．睡眠薬の飲み過ぎで意識不明になっているところで，食べ物を喉に詰まらせてしまったのだ．一時は心臓も止まりかけて，救急車で救命救急センターに搬送された．

人工呼吸器と数々の点滴などにつながれた彼女の姿はとても前日までの姿とは一致しない．彼女の娘と私は救命救急センターで変わり果てた彼女の姿の前で呆然として立ち尽くすだけだった．入院は4ヶ月に及んだ．肺炎の治療には長時間を要したからだ．しかし彼女は意識を取り戻してから，自宅に帰りたいと強く希望していた．以前とは状況が違う．薬の管理が出来ないだけではなかった．生活全てが自分では出来ないのだ．それでも彼女は自分の生活を選択したのだった．そして周りの人々がそれに協力した．

帰宅したときにはようやく呼吸器は外れているものの喉には気管切開口が開き，口からは食べられずに，胃瘻からの栄養を摂るのがようやくという状態だった．幸いなことに横のポータブルトイレに行く程度なら自分で出来る．胃瘻も1日1回は娘が来て手伝える．その他は看護師が平日は毎日来てくれる．そのときに栄養剤投与をするという具合である．さらに気管口から痰を出しやすくするための吸入と吸引を行う．こちらも娘と看護師が訪問した際に行ってもらうこととなった．その他ヘルパーが来たときにオムツ交換やトイレ介助，訪問入浴が療養の手伝いをすることになった．つまりこれで食事・排泄・入浴などの全てが家族やケアスタッフによって対応してもらえることになったのだ．

最初はそれでもおっかなびっくりの介護が続いていた．いつまた急変するのではないか，行ってみたら急変しているなんていうことがあるんじゃないかなど心

症例5．高齢者の服薬管理

配が尽きなかったが，気丈な方だったからか，訪問したヘルパーが上手く介助をしてくれたおかげもあり，少しずつ食事を食べられるようになってきたのだった．それでも栄養剤を中止して食事が全て取れるようになるには，半年を要した．しかしその後の回復には目を見張るものがあった．食事が食べられるようになると急に元気が出てきたようで，体の動きが日に日に回復したのだ．誤嚥がないことを確認した上で気管カニューレを外した．最初はあ〜う〜程度で上手く話せなかった彼女も，しばらく経つと喉元に空いた気管口を押さえながらずいぶんはっきりした会話が出来るようになった．

「あぁ．生きていて良かった．ようやく話せるようになったわ．今回のことで薬がどれだけ怖いのか良くわかったわ．」

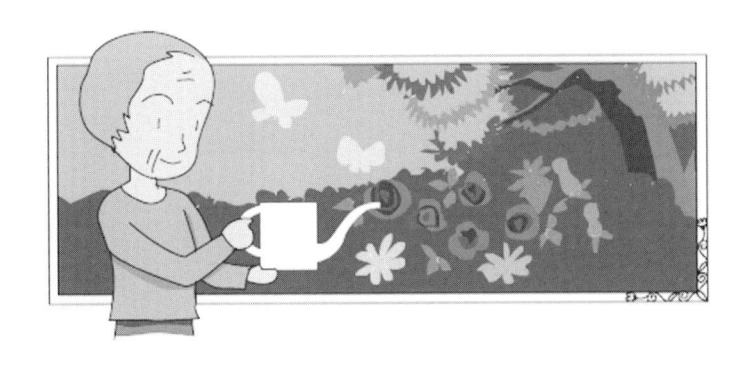

III. 在宅医療の主な症例に必要な医療材料

1. 気管切開
   （人工呼吸療法）
2. 在宅成分栄養経管栄養療法
3. 在宅末梢静脈注射
4. 在宅中心静脈栄養療法
5. 褥瘡のケア
6. 吸引
7. 在宅酸素療法
8. ストーマ
   （人工肛門・人工膀胱）
9. 膀胱留置カテーテル・膀胱洗浄
10. インスリン療法
11. ネブライザー（吸入器）

CAPD療法（連続的携行式腹膜透析）
（「II．在宅医療の現場に学ぶ症例の実際」にCAPD療法は出ておりません）

Ⅲ. 在宅医療の主な症例に必要な医療材料

1. 気管切開（人工呼吸療法）

1 医療材料が必要となる疾患や病態について

❶在宅人工呼吸療法

　換気能力の低下による呼吸不全状態を改善するために用いられる在宅呼吸補助療法である．呼吸不全には，換気能力はあるにも関わらず酸素取り込みが不良になる場合と，換気自体が困難となり呼吸不全となる場合がある．前者の場合には在宅酸素療法（P104参照）が適応となるが，後者は酸素投与だけでは必要な換気が得られていないので，換気自体を強制的に外部から補助する必要がある．しかしこのような場合，気道に閉塞部位があるための換気不全であるのか，肺や呼吸筋自体による換気不全なのかを見極めることはもとより，睡眠時等の一過性換気不全なのか恒常的換気不全なのかにより必要な呼吸補助療法が異なることにも留意が必要である．

❷在宅人工呼吸療法の種別

　昨今は陽圧式人工呼吸器による人工呼吸療法が一般的であるが，一部陰圧式人工呼吸器などが適応されている場合もある．

　通常陽圧式人工呼吸器には，睡眠時等の一過性換気不全については鼻マスク・鼻口マスクなどを利用した在宅持続陽圧呼吸法が，神経難病などによる呼吸筋麻痺による呼吸不全や高度肺機能低下による換気能力低下を補助するための場合などは在宅人工呼吸療法が適応となる．昨今は機器の開発が進み，人工呼吸器としての使用も可能な陽圧呼吸補助具も開発されているので，適応や重症度によって機器の選定を行うことはその後の呼吸療法ライフの成否を決める上で非常に重要である．

❸在宅人工呼吸療法の管理

　呼吸療法は，それぞれの障害に応じてきめ細かく医療者によって設定されているばかりか，患者や家族も状況に応じて，微調整をしながら生活している場合が多い．さらに定期的な回路の交換や加湿器の管理，吸痰行為，気管切開時にはカ

1．気管切開（人工呼吸療法）

テーテル管理など実に複合的な管理が必要な療法と言える．そして管理が不適切な場合，肺炎の併発などに結びつきやすく，呼吸不全がさらに重度化してしまうことになるので，中心静脈栄養療法（P74参照）同様もしくはそれ以上に介護能力が問われることになる．やる気や理解力，医療担当能力，経済力，持続力など複合的な介護力が問われることから，介護のトライアスロンと位置づける在宅医療者もいるぐらいである．

2　必要となる医療材料（写真1）

① 気管カニューレ本体（**写真2**）
② 消毒液（必要時）
③ 潤滑剤（リドカインゼリーなど）

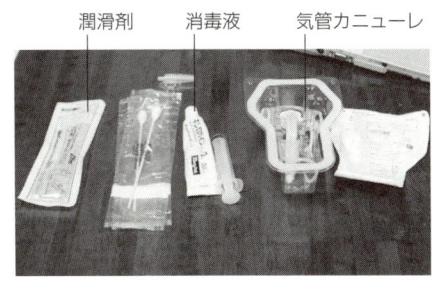

写真1　気管切開必要材料

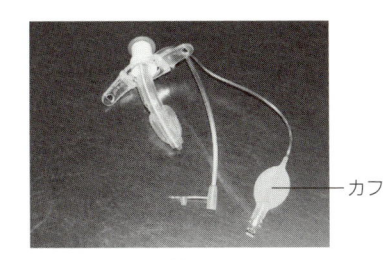

写真2　気管カニューレ

3　実際の手技内容

❶交換時
　あらかじめ口腔内やサイドチューブ，必要時に気管内の吸引（P101参照）を行っておく．新しい気管カニューレのカフ（カニューレの先端に付いている小さい風船）にエアを入れエアリークなどのトラブルがないことを確かめ，エア抜きをしておき，挿入時に支障がないようにする．
① 取り外す気管のカフエアを抜く．
② 気管カニューレを抜去する．
③ 必要に応じて吸引や消毒を行う（**写真3**）．

④ 新しい気管カニューレを内筒ごと挿入する．
⑤ 内筒を抜き，カフに適切なエア量を入れる．
⑥ 違和感がないかどうかなどを確かめる（**写真4**）．
⑦ カニューレ交換にともない，排痰が誘発されることがあるので，必要時に吸引などを行う．

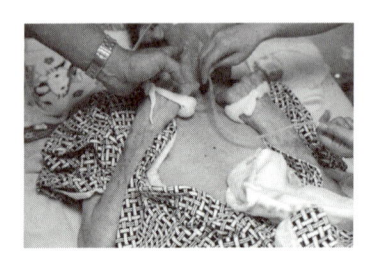

写真3

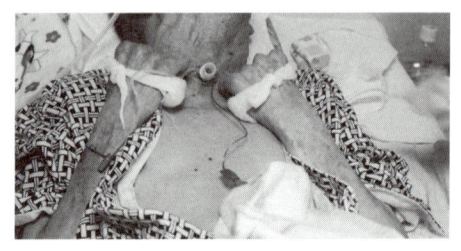

写真4

❷普段

① カフのエアリークがないかどうかなど本人の具合，発声の有無，カフのふくらみ具合などを見る．
② 定期的にサイドチューブからの吸引を行い，カフ上に溜まった唾液などの落下を防ぐ．
③ 気管口の発赤や汚れなどに注意し，トラブルがある場合には医療者と連絡を取り合う．

（著：新宿ヒロクリニック　英裕雄）

2．在宅成分栄養経管栄養療法

1 医療材料が必要となる疾患や病態について

　腸管機能は維持されているにも関わらず，嚥下障害や上部消化管の通過障害などから口からの栄養摂取が不能の場合に適応される栄養補助療法である．投与方法により胃瘻・腸瘻・胃腸瘻・経鼻栄養などがある．これらのどの投与法を選ぶかは患者の状態によって考えられることが多いが，最近は胃瘻の適応が広がっている．その理由として胃は食物の貯留機能があることや，なるべく上部消化管の機能からの使用が好ましく消化吸収ルートをより生理的状態に近く出来るからである．さらには内視鏡的胃瘻増設術が一般化していくことによる．しかし，胃切除後で胃瘻増設が困難な場合や胃食道逆流などが著しく，胃内への栄養剤投与が困難な場合などには腸瘻などが選択される．また経鼻栄養は鼻から口腔，食道，胃と比較的長距離の管を留置したり入れ替える必要から，患者の苦痛も大きいため，胃瘻・腸瘻創設困難症例や短期間の栄養投与目的などに利用されることが多い．本稿では，胃瘻を中心に在宅経管栄養経腸栄養療法を概説する．

❶胃瘻の構造

　胃瘻は，上腹部正中または左よりに位置する胃の内腔と腹壁外を貫く瘻孔である．胃瘻の種類には，胃内腔側の胃瘻形状によりバルーン型，バンパー型，さらに体外の形状にチューブがあるチューブ型，蓋で閉じる形になっているボタン型があるため，それぞれを組み合わせて，大まかに4種類の胃瘻（図1）があると考えると良い．バルーン型は通常数週程度で交換されることが好ましく，バンパー型は4〜6ヶ月程度で交換されることが多い．これらは医療機関や患者ごとの差異もあるために，各症例に応じて交換頻度や必要物品などが異なることに留意されたい．

❷胃瘻の管理方法

　胃瘻を増設し，数週間が経過すると，胃瘻の瘻孔は胃壁と腹壁が癒着し，瘻孔自体が安定する．しかし栄養剤の漏れや肉芽の発生や皮膚炎などの瘻孔周囲のト

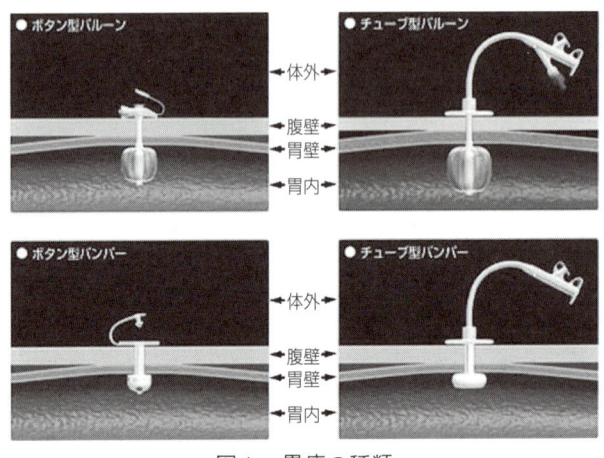

図1　胃瘻の種類
（提供：PDN（PEGドクターズネットワーク））

ラブルには常時気を付ける必要がある．また交換時には，瘻孔自体を損傷させたり，胃以外の腸管や腹腔に胃瘻が迷入してしまう可能性があるので，交換を病院で行うことも多い．もし，在宅で交換を行う場合には非常に慎重な配慮と確認が不可欠になる．

❸胃瘻の使用方法

栄養剤の投与方法には次の3つの方法がある．
① 流動化した栄養剤を自然滴下にて投与する方法
② 流動化した栄養剤をポンプを使用して投与する方法
③ 固形化した栄養剤を用手的に投与する方法

通常は①が選択されるが，逆流や下痢などの消化管機能不全などにより①が不適切な場合に，身体状況や介護状況，経済状況などに合わせて，②もしくは③などが選択される．

また栄養剤の他に水分やお茶などの通常経口から投与出来る液体を併用する場合も少なからずあり，さらに薬剤投与も粉砕化もしくは懸濁化，液状化したものを栄養剤投与の前後などに胃瘻を使用して投与されることが多いことから，配合変化も含めて各種薬剤がどのように投与されているのかについてかかりつけ薬剤師は十分に注意する必要がある．

2 必要となる医療材料

① 栄養剤ボトル（バッグ）
② 胃瘻カテーテル
③ 回路（チューブセット）
④ 減圧チューブ
⑤ 接続管（栄養剤・薬剤投与用）
⑥ カテーテルチップ
⑦ 消毒薬（ミルトンなど）
⑧ 必要時に注入ポンプなど

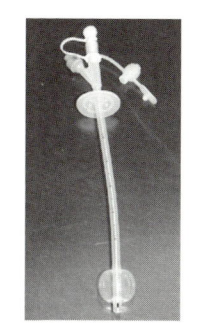

写真1　胃瘻カテーテル（チューブ型バルーン）

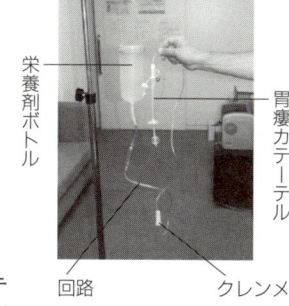

写真2
栄養剤ボトル
胃瘻カテーテル
回路（チューブセット）
クレンメ

❶全体像

　同療法は，あくまでも「成分栄養」または「消化態栄養」剤を必要とする患者に対して行われる療法であり，対象の薬剤はたんぱく質がアミノ酸・ジ（またはトリ）ペプチドまですでに分解されている栄養剤である．現在国内で可とされる栄養剤はエレンタール，エレンタールP，ツインラインのみである．

　これら3種類の栄養剤を経口摂取ではなく経鼻または胃瘻，腸瘻チューブを経て主に十二指腸以下の消化管に投与する療法が成分栄養経管栄養療法である．

　実は成分栄養剤のみを対象としたこの療法の間口は狭い．クローン病などの炎症性腸疾患や空腸末端肥大症，短腸症候群などの腸機能障害などであり，胃でのたんぱく質消化機能が低下しているか亢進させると（炎症反応が活発になるなど）状態が悪化する可能性のある場合，もしくは小腸に重篤な栄養吸収障害がある場合に必要な療法となっている．これらの対象患者は栄養剤の低速投与が必要なため注入ポンプや専用の栄養剤ボトル（バッグ），回路（チューブセット）なども同療法のポンプ加算・セット加算により医療機関側から患者へ保険内で提供されている．

　一方，近年は脳疾患等により嚥下機能を損なった患者がPEG*（経皮内視鏡的胃瘻造設術）チューブを通して胃に栄養剤を投与する必要があるケースが増加している．ところが「胃」の機能そのものが健常であれば，成分栄養剤などたんぱく質の胃消化を必要としない栄養剤よりも，胃の機能を働かせる栄養剤やミキサー

食の方がより生理的とされ，使用される栄養剤は圧倒的に半消化態栄養剤（医薬品）か医療食栄養剤（食品）である．

そうなると，もはや「成分栄養経管栄養」療法ではないので，前述した注入ポンプやチューブセット類を保険で患者に供給することは出来ない．この辺りの問題は介護保険開始時から囁かれ始めているがいまだ変化はない．

❷ 自立度の高い「成分栄養剤」投与患者

前述したクローン病などは，特定疾患の一つであり難治性の疾患である．発症が若年者であり（男性の場合15～24才で全患者の57％程度，女性の同年代で40％）病勢が良くコントロールされていれば就学・就職も継続出来る良性疾患である．本人達は定期的に専門医の外来を受診し，必要な医療材料を医療機関から受け取り，成分栄養剤を含む他の内服薬が処方された処方せんは自ら選んだ保険薬局に持ち込み薬剤を受け取る．かなり重量があるので場合によっては自ら宅配便を利用することも出来る．

とはいえ，口から摂取出来る食品は低脂肪・低残渣のものを少量であるとか，再燃時には絶食して寛解をはかるなど，一番食欲の出るローティーン・ハイティーンにとっては簡単に受容出来るものではない．それゆえ発症時の精神的ストレスが多い．しかし，近年はポンプ投与により一定の熱量（1,200kcal）を成分栄養剤でしっかり摂取していれば腸管内が安静に保たれるという考えが一般的になっており，残りの必要熱量を出来るだけ美味しく食べてもらおうとする栄養士達の活躍が全国的に盛んになってきていることは朗報である．また，レミケード注射薬など活動期の新治療薬が保険で使えるようになり病勢のコントロールがしやすくなってきて全体的にQOL（生活の質）は向上している．ただし，もっと低年齢で発病した場合はステロイド剤の長期投与，栄養不全による成長障害などの問題もあり，成人で良しとされる前述の新治療薬の使用についても慎重にならざるを得ず，なかなか簡単にはいかないようだ．

ちなみに，患者数は1976年には128名ほどだったのが，2004年には23,188名となり年間1,500名ずつ増加しているという．

❸ 自立度の極めて低い「PEG*（経皮内視鏡的胃瘻造設術）」患者

PEGの普及により，太い鼻腔胃管チューブを四六時中留置されている苦しみか

ら解放されたことは大きな進歩であるだろう．嚥下障害者の各種リハビリも大変しやすくなったに違いない．しかしながら，長期間経口摂取で飲食出来ない患者も多く存在する．脳血管障害，認知症などによる自発的な摂食不能・困難者は相当数いると思われる．高齢者の約6％が寝たきりと言われており，その数は150万人ほどだろうか．また，ALS（筋委縮性側索硬化症）患者の多くも経腸栄養を行っているだろう．2006年のデータによると患者数は全国で7,695人とあり，発症時年齢は50～70才と比較的高齢のため今後も徐々に増加してくると思われる．

　このような状況から容易に推察出来るように要介護度は極めて高い．「必要な栄養を摂取させる」という日常的な行為をPEGという管から栄養剤を送るという手技は身近にいる家族が行うことが圧倒的に多い．ALS患者の場合は十二指腸以下の腸に栄養を送ることも多いため前項のような注入ポンプが使用されることも多いが，いわゆる寝たきり高齢者のPEG患者の場合は胃の機能さえ健常であればより生理的な胃での消化を必要とする栄養剤が使われており，その栄養剤は必ずしも医師の処方が必要な医薬品ばかりではなく，近年はむしろ「食品」としての栄養剤が多く使用されているようだ．そうなると薬局薬剤師が栄養剤の使用状況をしっかり把握出来るとは限らないし，栄養剤投与に責任を持つ立場にいないかもしれない．しかし，経口での摂食困難者＝内服薬を飲めない患者となるため，内服薬もPEGを通して投与されることになるため，栄養剤投与同様に安全投与に対して十分な注意を払わなければならない．

*PEG（Percutaneous Endoscopic Gastrostomy）
　経皮内視鏡的胃瘻造設術という術式の略．外科的な開腹手術を行わずに，内視鏡で胃瘻チューブが造設できる術式のこと．このようにして造設されたチューブを「PEG（ペグ）」と総称することも多い．

❹PEG…なのに逆流性誤飲性肺炎!?

　嚥下していないにも関わらずPEG患者が肺炎を起こして再入院するケースが実は多かった．その原因は胃に液体が滞留していると一種の毛細管現象のように食道に液体が逆流して誤飲性肺炎を起こしているということだった．そこで数年前から寒天のようにカテーテルチップで押して送れるくらいの固形にした栄養剤をワンプッシュで胃に送る方法が推奨され始めた．以下に，PDN（PEGドクターズネットワーク）で紹介されている栄養剤投与方法を転記させていただく．

> ① 患者にとって必要な水分量の冷水に寒天を混合する．
> ② 水を煮沸し寒天を溶解する．
> ③ 人肌の温度に暖めた経腸栄養剤を寒天溶解液と混合する（水分200mlに対して1g程度の割合が目安）．
> ④ ③で作った経腸栄養剤を50ml注射器（カテーテルチップ）に吸引する．
> ⑤ 冷蔵庫にて固めて保管する．
> ⑥ 固めた経腸栄養剤は投与前に室温に戻す．
> ⑦ 注射器を胃瘻チューブの注入部に装着し，一括で注入する．
> ⑧ 必要な量だけ注射器による注入を繰り返す．
> ⑨ 空の注射器で10ml程度の空気を注入し，チューブ内の経腸栄養剤を胃内に押し込める．
>
> (提供：PDN（PEGドクダーズネットワーク))

寒天を使用する方法以外には，嚥下リハビリの際に使用される「粘度調整食品」を使用する方法も併記されている．これらの方法で投与を行うと患者自身に座位を維持させる必要はなくなるという．また，旧来の自然滴下方法のように長時間作業から開放され，介護者の負担も著しく改善される．加えて座位保持が不要なために体位変換も継続でき，褥瘡予防にもなる．下痢も減り介護者にとって良いことづくめである．

内服薬の投与の大半は栄養剤投与（食事）が終了した後に行われるため，胃内に"寒天状"のものが滞留している量に注意する必要があるだろう．たとえ栄養剤の処方がないとしても一度の「食事」でどれ位の量のものが胃へ入るのか良く知っておかなければならないであろうし，食後どれ位の時間で，どれ位の水分（こちらも寒天状のものにする必要があるのは言うまでもない）と一緒に粉薬を投与すべきかのアドバイスが出来なければならない．

❺ 栄養剤投与に使用される医療材料の費用負担について

注入ポンプを使用する場合にはポンプ用チューブセットや栄養剤ボトル（バッグ）などの医療材料が使用される．これらの費用は誰が負担しているのか？

「成分栄養剤」を投与する必要のあるクローン病などの炎症性腸疾患や胃の機能

障害があり空腸以下に直接栄養剤を投与しなければならない場合，医療機関側は「在宅成分栄養経管栄養法指導管理料2,500点」に付随する「注入ポンプ加算1,250点・セット加算点2,000点」が保険算定出来るので各医療材料は医療機関から患者へ提供出来る財源となっている．

　ところが，注入ポンプの保険使用が認められていない栄養剤（成分栄養剤以外の消化態栄養剤や食品栄養剤）を使用する場合の財源は一切ない．前項で述べたカテーテルチップによる胃内部へのワンショット注入には，成分栄養剤はほとんど使用されていないだろう．理由は，「胃に機能的な障害がない＝胃での消化が可能である患者」だからである．そうすると，前述の「在宅成分栄養経管栄養法指導管理料」は算定出来ないし，付随のセット加算点も算定出来ないので，カテーテルチップなどの医療材料費用の財源は全くない．

　そういうことも原因の一つであろうが，カテーテルチップは「滅菌済み」製品であり「再使用不可」と包装に明記されているにも関わらず洗浄・乾燥させて繰り返し使用されているのが現状である．「食器」と何ら変わらない扱いであるが，それでも安全に使用出来ているのだからメーカー側も黙認せざるを得ない，というところだろうか．ほとんどの場合は医療機関が患者へ無料で提供していると思われるが，50mlカテーテルチップの値段は1本170円程度なので，一度のワンショット注入（最大300mlとして）には6本のカテーテルチップが必要となり合計1,020円程度となる．これを「再使用」せずに毎回使い捨てるとなるとばかにならない値段であることは確かである．

❻ PEGチューブの管理

　PEGにはボタン式とチューブ式があり，固形タイプ栄養剤のワンプッシュにはチューブ式のものにはそのままカテーテルチップを装着して行うが，ボタン式には専用のストレートチューブを取り付けて行う．このストレートチューブは当然取り外しが出来るのでチューブブラシで管内部の洗浄が容易に出来る．もちろん，このチューブも"食器"のように見なされるのだろう．一方，PEGそのものがチューブ式の場合簡単に脱着出来ないので，管内部の洗浄には工夫がいる．そして日本で開発された方法が「酢ロック」と呼ばれている．これは，普通の食用酢を水で10倍に薄めた液を5 ccほどチューブ内にカテーテルチップで充填した後，チューブの蓋をする．そのままその酢水をチューブ内で貯留させておくという方

法である．何とも所帯臭い方法であるが，体に取ってもお財布にとっても優しいやり方である．はてさて海外にこのアイデアは輸出されたであろうか？

ボタン式・チューブ式のいずれもある程度の期間を経たのならば交換は保険内で可能である．これらは，「医療材料」として交換する人件費とともに保険請求出来ることになっている．交換時期はおおよそ4ヶ月～半年に一度の頻度となっている．

3 実際の手技内容

普段の投与方法（写真3）
① 胃瘻の場合，胃瘻に接続管または減圧チューブなどを付けて一度吸引し胃の中の状態を確認する．この際に大量に栄養剤などが引けたり，噴出する場合には，栄養剤を追加するのは中止または延期する．
② 栄養剤ボトル（バッグ）・回路（チューブセット）・接続管に栄養剤を充填し，注入ポンプ使用の場合には注入ポンプでの栄養剤投与を開始する．自然滴下の場合は回路途中のクレンメをあけてスピード調整をしつつ，栄養剤投与を開始する．
　　投与中に栄養剤の逆流の所見（痰で咳き込んだり，むせたりしないかどうかなど）に注意しつつ，観察を怠らない．
③ 栄養剤投与終了後，必要時に薬剤または水分投与を行う．
④ 器材を取り外し洗浄・消毒・乾燥などを行う．

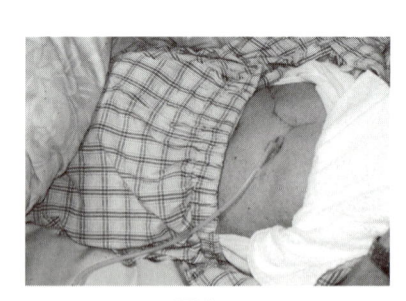

写真3

（共著：新宿ヒロクリニック　英裕雄/㈱ウィーズ　泉千里/㈱ファーコス　長富範子）

3. 在宅末梢静脈注射

1 医療材料が必要となる疾患や病態について

まず，静脈注射は次のように分類される．

末梢静脈	静脈注射	ワンショット	静脈に注射針を刺入し，注射器を用いて投与する．
	点滴静脈注射	短時間注入	短時間，持続的に投与して終了，抜去する（いわゆる「抜き刺し」）．
		長時間注入	長時間あるいは長期間，持続的に投与する．
		間欠的注入	ヘパリンロック等により血管確保し，1日のうち一定時間に投与する．
中心静脈	中心静脈栄養療法	持続注入	24時間持続的に投与する．
		間欠的注入	1日のうち一定時間帯に投与する．

表1　日本看護協会『静脈注射の実施に関する指針』

末梢の静脈注射が用いられる目的には，点滴静脈注射による❶栄養補給及び❷体液バランスの補正・維持などがある．

❶栄養補給　⇒　「末梢静脈栄養療法」

栄養療法を選択する場合の考え方として，まず腸管が使用可能な場合は経腸栄養療法を選択するのが基本である．しかし，経腸栄養では十分な栄養が投与できない場合は静脈栄養療法を併用したり，腸管が使えない場合も静脈栄養療法が選択される．静脈栄養療法には中心静脈栄養療法（TPN）と末梢静脈栄養療法（PPN）がある．PPNは末梢血管で投与できるカロリーに限界があるので，長期に栄養補給を必要とする場合はTPNを利用する．数週間で経口摂取が可能な場合や栄養障害が軽度の場合はPPNを行うが，カテーテル挿入による合併症（血管痛，漏れ，静脈炎，閉塞，感染）も予測されるので管理には注意が必要である．

❷体液バランスの補正・維持　⇒　「電解質輸液」

発熱，下痢など脱水症状の際には水分や電解質の適切な補充が必要になる．「電解質輸液」は「複合電解質輸液」と「単一電解質輸液」に分類される．

在宅では電解質の血液生化学検査が迅速に行えないので，まずは腎・心機能に配慮しつつ，「複合電解質輸液」の種類と投与速度を決めて点滴を行う．

❸その他：感染症治療のための抗生物質投与

在宅で注意が必要な疾患に肺炎がある．肺炎には細菌性肺炎と誤嚥性肺炎があるが，高齢者の肺炎の多くは誤嚥性肺炎である．発熱，脱水などの症状を引き起こし体力低下が進行する．このような場合は経口摂取を一旦停止し，点滴静脈注射で抗生物質投与と水分補給を行う．その後，長期化が予測される場合は栄養補助療法を検討する．

点滴静脈注射を行う場合は，介護者がその管理を理解出来るかどうかの判断も必要である．予測されるトラブルや対処方法を指導し，緊急連絡体制を取る必要がある．

2 必要となる医療材料

点滴静脈注射の場合

翼状針（写真1）	固定のための翼とチューブが付いた金属針．短時間持続注入に使用する．
留置針（写真2）	金属の内針とプラスチック製の外針からなり，血管内に穿刺して血液の逆流を確認した後，内針抜去して外針のみ留置する．長時間持続注入等に使用する．

表2

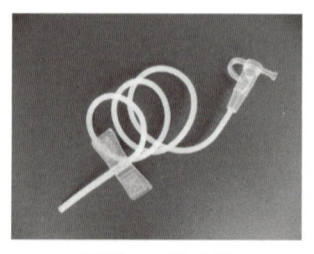

写真1　翼状針

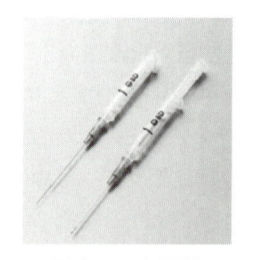

写真2　留置針

（提供：日本ベクトンディッキンソン㈱）

3．在宅末梢静脈注射

① 注射針
② 輸液セット
③ アルコール綿
④ 駆血帯
⑤ 固定用テープまたはフィルムドレッシング材
　透明なフィルムドレッシング材はカテーテルをしっかり固定し，挿入部位を継続的に目視出来るメリットがある．
⑥ 清潔な未滅菌手袋
⑦ 点滴スタンド
　通常は輸液バック（瓶）を患者より50～100cm高い位置に吊るして自然滴下で注入（点滴）する．点滴スタンドの代わりにS字フックや鴨居，カーテンレールなどを利用して点滴ボトルをかけることも出来る（**写真3**）．
⑧ その他（必要時に応じて）
・三方活栓：多種の輸液を同時に投与する場合や，ワンショット（側管静脈注射）をする場合，輸液経路の切り替えに使用する．
・延長チューブ：挿入された針と輸液ルートに余裕を持たせるためのチューブで，三方活栓付きもある（**写真4**）．ヘパリンロックや生食ロックの場合＊はチューブ内に注入する．

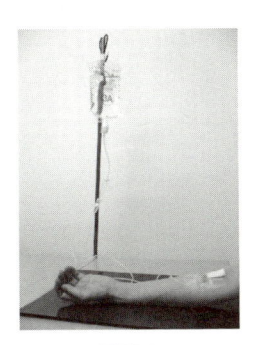

写真3

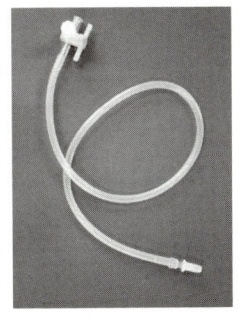

写真4　三方活栓付き延長チューブ

　これらの必要な衛生材料や医療材料は，主治医が保険請求する各種在宅管理料の中に含まれるので，主治医から提供される．また「在宅患者訪問点滴注射管理指導料」＊＊に関して医療機関は下記の要件を満たした場合に併算できる．

① 通院困難な患者の在宅での療養を担う保険医の診療に基づき，
② 週3回以上の点滴の必要性を認め，
③ 訪問看護ステーション等に在宅患者訪問点滴注射指示書に指示期間と指示内容を記載し指示し，
④ 併せて使用する薬剤，回路等，必要十分な保険医療材料，衛生材料を供

Ⅲ．在宅医療の主な症例に必要な医療材料

> 与し，
> ⑤　1週間のうち3日以上点滴注射を実施した場合

*留置針で間歇的に点滴する場合は穿刺のたびに患者に苦痛を与える上，静脈炎などの危険性があるため，ヘパリン生食や生食水で静脈を確保しておく方法．
**ただし，「在宅中心静脈栄養法指導管理料」または「在宅悪性腫瘍患者指導管理料」を算定した場合は算定できません．

3　実際の手技内容

❶翼状針を用いた場合（写真5）

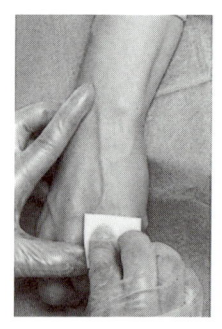

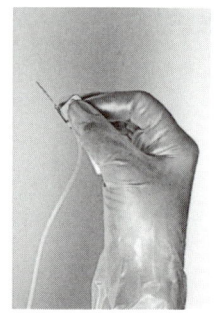

①　穿刺部の消毒　　②　針の翼を折りたたむように持つ　　③　針の刺入　　④　針の翼を開く

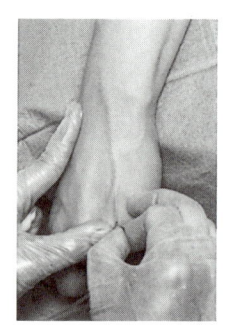

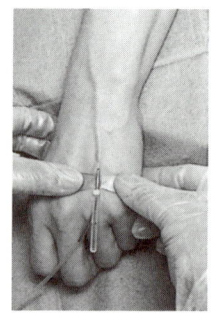

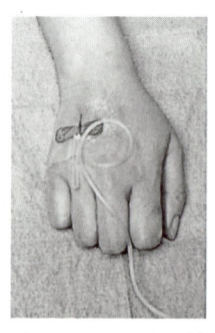

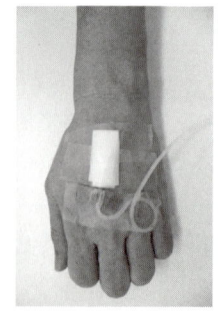

⑤-a　フィルムで固定　　または　　⑤-b　テープで固定

写真5　翼状針を用いた場合

3．在宅末梢静脈注射

❷留置針を用いた場合（写真6）

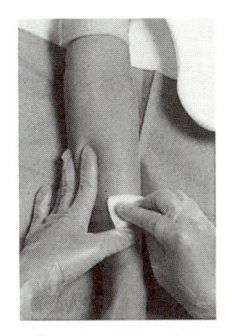

① 穿刺部の消毒 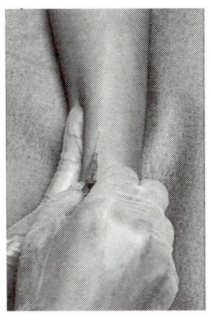　② 留置針の刺入 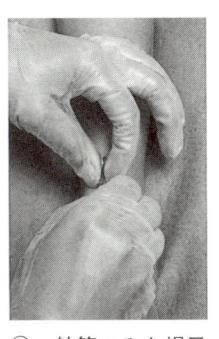　③ 外筒のみを根元まで挿入 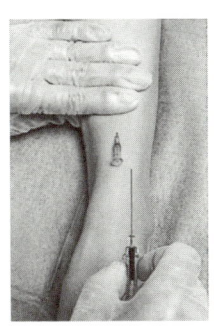　④ 内筒を外す

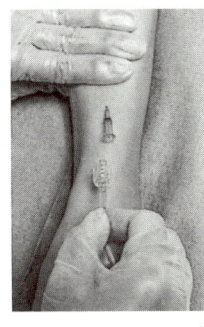

⑤ 点滴セットを接続 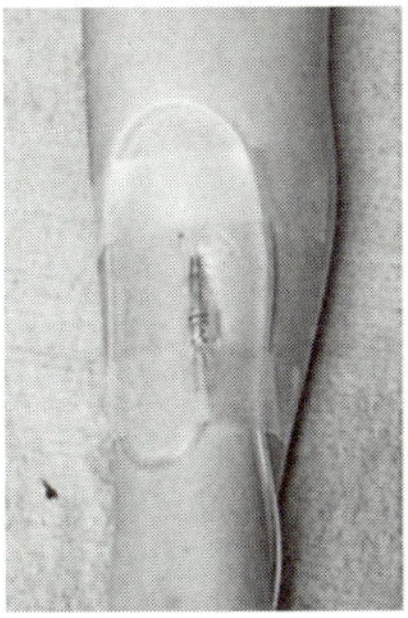　⑥ フィルムで固定

写真6　留置針を用いた場合

(写真5及び6：「金井久子，加藤恵子：実施手順，ナースがおこなう静脈注射（佐藤エキ子，高屋尚子，寺井美峰子編），p.45-49, 2005, 南江堂」より許諾を得て転載)

(共著：エイチ・ビーアンドシー株式会社　原広子/たいとう診療所　大西康史)

Ⅲ. 在宅医療の主な症例に必要な医療材料

4. 在宅中心静脈栄養療法

1 医療材料が必要となる疾患や病態について

　通過障害や消化管機能不全があり，経管栄養経腸栄養療法が適応にならない場合，栄養補助を行う目的で，中心静脈栄養療法が適応になることがある．中心静脈栄養療法は，入院中は自然滴下にて投与されることもあるが，在宅では通常ポンプを併用して管理される．そのため，最近では閉塞や逆流，投与量不足などのトラブルに見舞われることは非常に少なくなったが，カテーテル感染や自己抜去などのカテーテルトラブルがあることから自己管理の重要性や介護負担が大きい．こうしたことも考え合わせて，十分慎重に適応を決めていく必要があると指摘されている．

❶ 中心静脈栄養療法の構造

　中心静脈とは心右房，上大静脈，下大静脈などの大血管にカテーテルを留置して，糖分など栄養の豊富な静脈栄養製剤を投与する方法である．
　鎖骨下や頚部，鼠径部（大腿の付け根），その他上腕などの静脈からのカテーテル挿入が多く，穿刺部位は患者の状況に応じて決められ，その後の生活パターンにも大きく関係する．またカテーテルの形状は体外式とポート式に大別することが出来るが，体外式の場合，穿刺部位から直接カテーテルが体外から挿入されている場合と，感染防御や自己抜去を少なくする目的で静脈穿刺部位から若干離れた場所に皮膚穿刺し，皮下トンネルを利用している場合がある．

❷ 中心静脈栄養療法の実際

　中心静脈栄養療法は先述したように通常ポンプを利用して投与されることが多い．栄養剤自体は患者の状況に応じた変更が適宜行われるが，最近ではビタミン製剤やアミノ酸製剤などと一体化している製剤が多く開発されているので，それらを利用することが多い．
　そこで，中心静脈栄養療法を実際に行う場合，次の 4 項目について誰がどのよ

うなタイミングで行うのか綿密に打ち合わせておく必要がある．

① 栄養剤の交換

これは連日のことになるので，通常同居の家族介護者にゆだねられる場合が多い．導入当初などは訪問看護師や医師などに初期指導を受けている場合が多いが，栄養剤や回路（チューブセット）は院外処方によって薬局から配送されることが多いので，当然薬剤師としては在庫のチェックや投与上の問題や使用方法などについて家族から質問されたり，サポートをお願いされるケースもあると理解する必要がある．

② 回路（チューブセット）の交換及びポンプの管理

ポンプの設定や回路の定期交換などは訪問看護師など訪問医療者によって管理されることが多いが，適宜介護者にも微調整や臨時の交換などをゆだねることが少なくない．そこで介護者教育などは不可欠であり，これらを含めると在宅中心静脈栄養療法は，ある程度病識のある患者で，介護者が能力的にも時間的にも療法管理が可能であることを踏まえた上で導入を図らなければいたずらに危険が増してしまうという特徴がある．

③ 刺入部周囲の感染予防と固定

ポート式の場合，回路交換と一緒にポートに挿入した針も交換されることが多いが，体外式の場合は，カテーテル自体の交換は感染や閉塞などカテーテルトラブル以外には行わないのが一般的である．創部の感染やきちんと挿入されているかどうか，固定が出来ているかどうかなどは医療者・介護者ともに十分注意を払いながら観察していく必要がある．さらに消毒用品や固定用品など物品が必要になることも多いので，これら物品管理が上手くいっているかどうかを薬剤師は十分留意しなければならない．

④ トラブルシューティング

不適切な管理は，感染や自己抜去などのトラブルに見舞われやすいことや，適応が腸管機能不全であることから，比較的介護力のある若年障害者や悪性腫瘍の患者などが適応になることが多く，家庭介護力に乏しい虚弱高齢者への適応は十分慎重に行う必要がある療法である．このような適応をきちんと見定めて導入された在宅中心静脈栄養療法であっても，時に思わぬトラブルに見舞われることがある．ポンプの使用はカテーテル閉塞や逆流などのトラブルを減らすことに成功しているが，ポンプの使用自体による機器管理ストレスなども介護者にとっては

III. 在宅医療の主な症例に必要な医療材料

ばかにならない．したがって，閉塞・感染・自己抜去・逆流・ポンプトラブルなどのトラブルシューティングをあらかじめケアチーム全体で話し合っておくことや，介護者のストレスマネージメントにも留意する必要がある．

2 必要となる医療材料

① 中心静脈カテーテルキット
　CVカテーテルや埋め込みポートを造設するキット．手術用医療材料のため処方不可．

② 注入ポンプ（**写真1**）
　医療機関が「ポンプ加算点」として保険算定は可能だが処方せん記入不可．

③ ポンプ用チューブセット（**写真1**）
　注入ポンプ専用．特定保険医療材料として処方せん記入可．

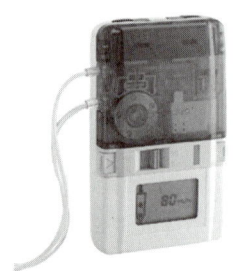

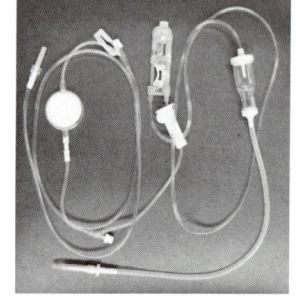

写真1　注入ポンプ（カフティーポンプ）と専用ポンプ用チューブセット

④ 輸液セット
　自然滴下用チューブセット．特定保険医療材料として処方せん記入可．

⑤ フーバー針（**写真2**）
　特定保険医療材料として処方せん記入可．

⑥ 高カロリー輸液バッグ
　特定保険医療材料として処方せん記入可．

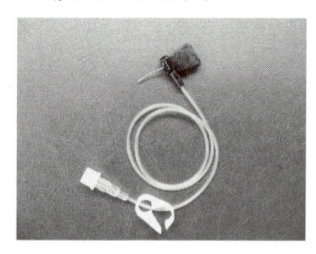

写真2　フーバー針

⑦ 携帯型ディスポーザブルポンプ（**写真3**）
　特定保険医療材料として処方せん記入可．

⑧ 注射器
　特定保険医療材料として処方せん記入可．ただし，あらかじめ薬液の入った注射器プレフィルドタイプのものもある．

⑨ 注射針

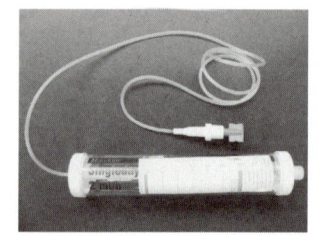

写真3　携帯型ディスポーザブルポンプ

特定保険医療材料として処方せん記入可．
⑩ その他の特定保険医療材料
プラグ，延長チューブなど．処方せん記入可．
⑪ フィルムドレッシング材
衛生材料，処方せん記入不可．
⑫ その他の衛生材料
アルコール綿，ポピドンヨード液など．衛生材料，処方せん記入不可．

❶全体像

中心静脈カテーテル（CV（Central Venous）カテーテル）のアクセス方法は，

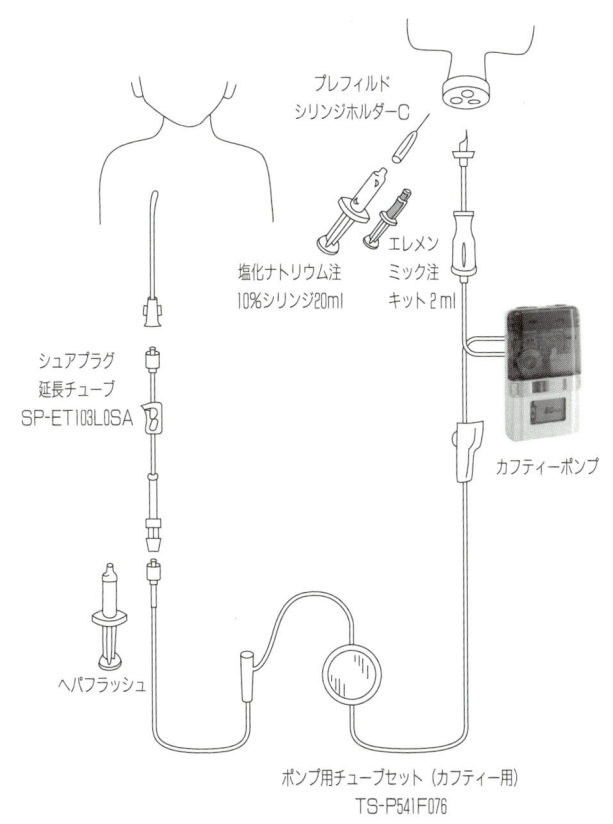

図 I　A）体外式 CV カテーテル

III. 在宅医療の主な症例に必要な医療材料

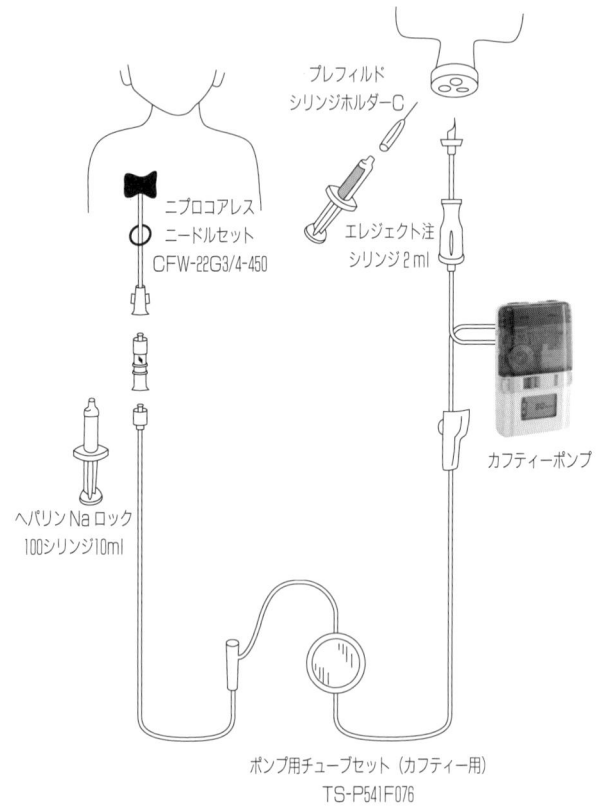

図2　B）埋め込みポート

大別して下記の2通りある．
　A）体外式 CV カテーテル
　B）埋め込みポート（リザーバー）

　A）の場合，体外に出てくる箇所は複数あり，左鎖骨下から皮下トンネルを通さずに体外に出ているもの，皮下トンネルを通してから体外に出ているもの，左上腕経由，鼠径部経由などあるが，保険薬局が医師の処方により提供出来る「特定保険医療材料」とは，上述のポート（リザーバー）や CV カテーテルに接続して薬液を送る輸液用ルート類である．

　A）と B）の違いは，フーバー針（ヒューバー針とも言う）が必要か否かのみで，それ以外のルート類は共通している（図1及び2）．

4．在宅中心静脈栄養療法

❷特定保険医療材料

中心静脈栄養療法における「特定保険医療材料」の項目には，
在宅中心静脈栄養用輸液セット
(1) 本体　193点
(2) 付属品
　　① フーバー針　40点
　　② 輸液バッグ　40点

と 3 項目が掲げられているが，B)に使用するフーバー針（一般的に市場に出回っているものは，直角針と管が一体となっている"セット"製品が中心である）には 1 本40点という点数が付けられており，付属品の②の輸液バッグとは，高カロリー輸液製剤のキット製品（アミノ酸，糖質液，ビタミン微量元素などが隔壁で仕切られており使用直前に混ぜ合わすことの出来るダブルバッグ製品など；エルネオパ（大塚製薬），フルカリック（テルモ），ネオパレン（大塚製薬），アミノトリパ（大塚製薬），ピーエヌツイン（味の素製薬）など）が治療上使用出来ない場合に糖質・アミノ酸・電解質等のそれぞれ単体注射用製剤を主治医の処方によりミキシング用高カロリー輸液バッグに無菌調剤（**写真 4**）により詰め替えた場合，キット製品に薬液を追加しキット製品バッグの全満量を超えた場合，バッグ 1 本につき40点が請求出来る，ということである．その他に必要な医療材料を在宅中心静脈栄養用輸液セット（本体）として請求出来ることになっている．

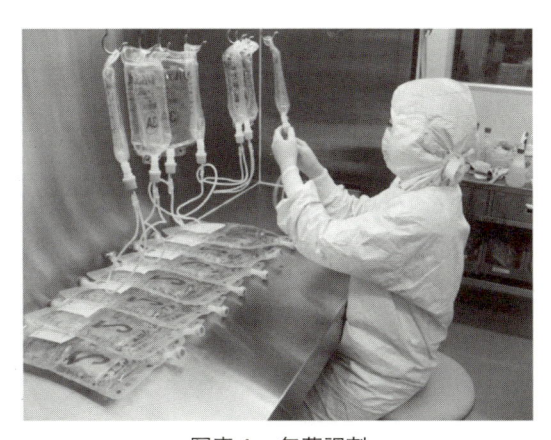

写真 4　無菌調剤

Ⅲ．在宅医療の主な症例に必要な医療材料

❸特定保険医療材料の保険請求

66頁❺に在宅成分栄養経管栄養療法に使用される医療材料の保険について述べたが，中心静脈栄養法に使用される医療材料は「特定保険医療材料」となっており，病院や診療所などの医療機関から提供する場合は，「在宅中心静脈栄養法指導管理料3,000点」に付随する「注入ポンプ加算点1,250点・セット加算点2,000点（ただし6セットまで，7セット目からは1セット193点），その他の特定保険医療材料として高カロリー輸液バッグ40点，フーバー針40点」などの保険点数が算定出来，注入ポンプはじめ専用ポンプ用チューブセットなどの医療材料を提供する財源となっている．また，特定保険医療材料は「処方せんでの処方が可能な医療材料」であるが，高カロリー輸液製剤と併記してさえいれば薬局からも提供が可能である（医療材料のみの処方せんは不可．また，注入ポンプは医療機関側からのみ保険での提供が可能）．

ただし，薬局から注入ポンプ以外の医療材料を処方せん調剤に基づいて提供する場合の保険算定の方法が医療機関提供の場合の方法と若干違っている．医療機関は前述したように6セットまでを2,000点で請求出来るが，薬局の場合は1セット193点（つまり，6セットであれば6×193点＝1,158点）という保険算定になる．

❹「症例」に含まれる特定保険医療材料とは？

まずは，下記に処方例（14日分）を掲げる．

```
（例1）
 フルカリック3号輸液1,103ml                         14本
 エレメンミック注キット2ml                          4本（月・木）
 ヘパフラッシュ100単位/ml シリンジ10ml              4本
 在宅中心静脈栄養用輸液セット（本体）                4セット
 テルフュージョンポンプ用チューブセット TS-P541F076  4本
 シュアプラグ延長チューブ SP-ET103L0SA              1本
 プレフィルドシリンジホルダー                       4本
```

4．在宅中心静脈栄養療法

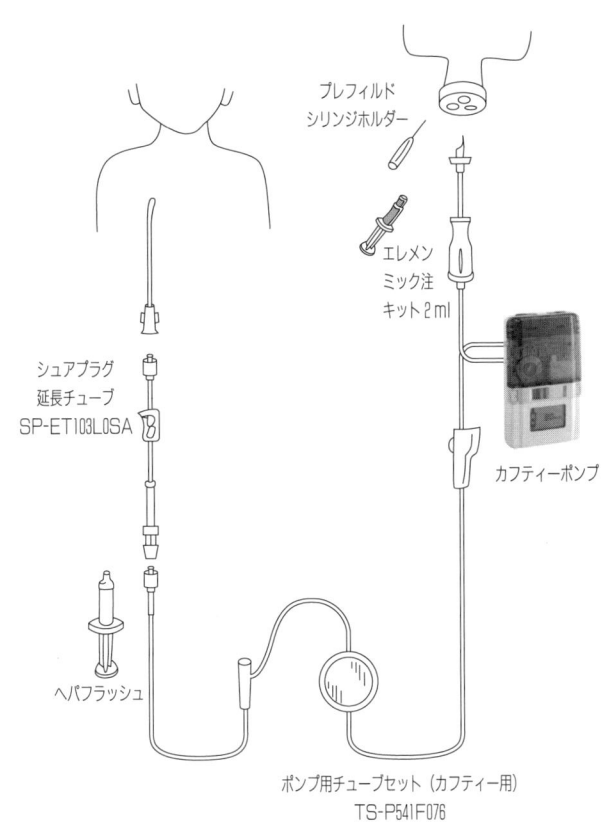

図3　24時間持続投与の例

　これを図に示すと図3のようになる．24時間の持続投与の例であるが，各々の使われ方は下記のように想定している．

① 　毎日フルカリックを患者本人または家族がバッグの隔壁を開通させ，高カロリー輸液の準備をする．月曜日と木曜日だけはプレフィルドシリンジホルダーでエレメンミック注（微量元素製剤）をフルカリックのバッグに注入する．その後バッグ交換をする．
② 　週に2回訪問看護師が来てヘパリンロックをし，入浴をさせた後，刺入部の消毒とポンプ用チューブセットを交換する．
③ 　訪問看護師は月に一度シュアプラグ延長チューブを交換する．

Ⅲ．在宅医療の主な症例に必要な医療材料

　この場合，「セット」に含まれる特定保険医療材料は，下線の3種類である．保険請求額は，1セット193点であるから¥1,930×4＝¥7,720となる．

　もう一つ例（処方例28日分）を挙げる．

（例2）

エルネオパ2号輸液2,000ml	28本
イントラリピッド20%　100ml	8本
ヘパリンNaロック100シリンジ10ml	28本
生食注シリンジ10ml	8本
在宅中心静脈栄養用輸液セット（本体）	36セット
テルフュージョンポンプ用チューブセット TS-P541F076	28本
テルフュージョン輸液セット TK-U750P	8本
シュアプラグ SP-1S	28本
在宅中心静脈栄養用輸液セット（フーバー針）	28セット
ニプロコアレスニードルセット CFW-22G3/4-450	28本

　これは，比較的若年層の短腸症候群患者であって，全ての操作は患者本人が行うことを想定している．例1に処方されていないものに，脂肪乳剤のイントラリピットがあり，これは通常のポンプ用チューブセットのフィルターを通せないので，テルフュージョン輸液セット TK-U750P で投与する．投与終了後は生食注でフラッシュする（図4）．（脂肪乳剤の投与方法は1例である．）

　この時の「セット（本体）」に含まれる物品は下線に示した4種類であり，セット数は36セットとなる．保険請求額は¥1,930×36＝¥69,480となる．

　さらに，フーバー針（波線で示した医療材料）は別途保険請求が可能であるので，¥400×28＝¥11,200となる．

（文中の症例はあくまでも例である．）

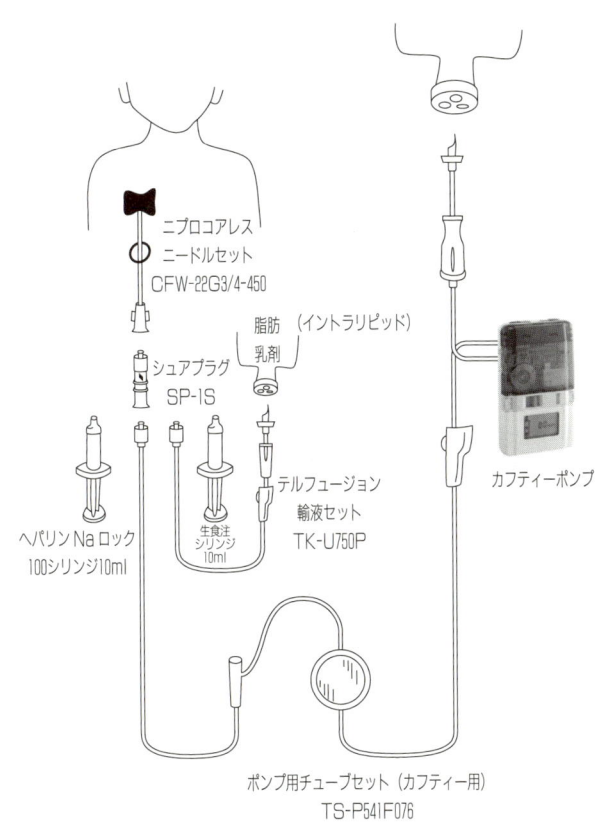

図4　患者操作による間欠投与の例

❺注射薬の無菌調剤

「どの段階であっても緩和医療を取り入れる」という国の政策の一環として平成20年4月より，入院中または外来受診時の「処置」でしか使用出来なかった治療（緩和）注射薬が在宅現場でも使用出来るようになった．そのため，消化管を吸収させる内服薬では治療（緩和）効果が不完全な患者，すなわちIVH*投与をしている患者の在宅療養中も治療（緩和）用注射薬を保険薬局で調剤出来ることになった（ただし使用出来る注射薬は**表1**に掲載された注射薬のみ）．

これにより，IVHバッグにミキシング出来る（配合変化がなく，一定期間の安定性がある）注射薬でありIVH同様に低速・持続投与が望ましい場合は，あらかじめミキシングした状態で患者宅へ届けて欲しいというニーズが少しずつではあ

Ⅲ. 在宅医療の主な症例に必要な医療材料

るが増えている．

*IVH（Intravenous Hyper-alimentation）
　静脈内への高栄養投与療法．TPN（Total Parenteral Nutrition＝完全静脈栄養）とほぼ同義語．これに対し，「EN（Enteral Nutrition）」は消化管に投与する栄養療法のこと．

　このニーズに応えるためには，最低限クリーンベンチが必要である．無菌製剤処理加算点を算定するには(1) 2 名以上の保険薬剤師が勤務すること，(2)無菌室，クリーンベンチまたは安全キャビネットを備えていることなど基準を満たしていなければならない．

　現在，前項で述べたエレメンミックなどの微量元素製剤や電解質補正剤のごく一部は「プレフィルドタイプ（**写真 5**）」の剤形で発売されており，それらは患者宅であってもある程度清潔に IVH バッグ内に注入出来るが，**表 1** に掲げた治療（緩和）注射薬はプレフィルドタイプのものは少なく，保険薬局でミキシング出来ない場合は，アンプルやバイアルのままで届けることになり IVH バッグへのミキシングは医師か訪問看護師など清潔操作に習熟した者が患者宅で行うことになる（訪問診療対象ではない自立した患者の場合は患者本人がトレーニングを受けてミキシングする場合も多い）．

　1 筒や 2 筒など少量のミキシングであれば医師や看護師の訪問時間に大きな影響はないかもしれないが，次回訪問時までの数日分をミキシングするなど訪問時間を延長してまで行ってもらうとすると影響は少なくない．

　いずれにしても，無菌調剤ミキシングを薬局側がした方が良いか否かは患者本人・家族のみならず他の医療者とも十分に協議をし，事前に合意を得る必要がある．

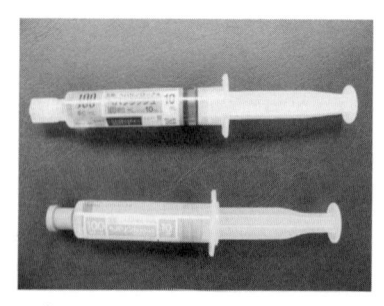

写真 5　プレフィルドタイプ　ヘパリンナトリウム

4．在宅中心静脈栄養療法

インスリン製剤	エタネルセプト製剤
ヒト成長ホルモン剤	注射用水
遺伝子組換え活性型血液凝固第Ⅶ因子製剤	ペグビソマント製剤
遺伝子組換え型血液凝固第Ⅷ因子製剤	スマトリプタン製剤
乾燥人血液凝固第Ⅷ因子製剤	フェンタニルクエン酸塩製剤
遺伝子組換え型血液凝固第Ⅸ因子製剤	複方オキシコドン製剤
乾燥人血液凝固第Ⅸ因子製剤	ベタメタゾンリン酸エステルナトリウム製剤
活性化プロトロンビン複合体	
乾燥人血液凝固因子抗体迂回活性複合体	デキサメタゾンリン酸エステルナトリウム製剤
自己連続携行式腹膜灌流用灌流液	
在宅中心静脈栄養法用輸液	デキサメタゾンメタスルホ安息香酸エステルナトリウム製剤
性腺刺激ホルモン放出ホルモン剤	
性腺刺激ホルモン製剤	プロトンポンプ阻害剤
ゴナドトロピン放出ホルモン誘導体	H_2遮断剤
ソマトスタチンアナログ	カルバゾクロムスルホン酸ナトリウム製剤
顆粒球コロニー形成刺激因子製剤	
インターフェロンアルファ製剤	トラネキサム酸製剤
インターフェロンベータ製剤	フルルビプロフェンアキセチル製剤
ブプレノルフィン製剤	メトクロプラミド製剤
抗悪性腫瘍剤	プロクロルペラジン製剤
グルカゴン製剤	ブチルスコポラミン臭化物製剤
グルカゴン様ペプチド－1受容体アゴニスト	グリチルリチン酸モノアンモニウム・グリシン・L－システイン塩酸塩配合剤
ヒトソマトメジンC製剤	アダリムマブ製剤
人工腎臓用透析液	エリスロポエチン
血液凝固阻止剤	ダルベポエチン
生理食塩水	テリパラチド製剤
プロスタグランジンI_2製剤	アドレナリン製剤及びヘパリンカルシウム製剤
モルヒネ塩酸塩製剤	

表１　現在認められている注射薬剤（H24年3月現在）

❻麻薬注射薬の調剤

「薬局でのミキシング」が最も望まれる場面は，悪性腫瘍患者へのペインコントロールを目的とした麻薬注射薬であろう（表1の下線を示した3薬が麻薬）．持続的な痛みに対しては持続的に麻薬投与が必要になるので，一度のミキシング作業で長時間の持続投与に必要な液量を扱う必要が生じる．また，麻薬注射薬は患者宅では「安易に取り出せない容器であり，投与速度が簡単に変更出来ない」状態にして使用させることが条件になっている．この条件を満たすには，

① プレフィルドタイプの麻薬注射薬を患者宅で医師または医師の指示を受けた訪問看護師に手渡し，医師または訪問看護師は医療機関が用意した携帯型ディスポーザブルポンプまたは注入ポンプの薬液バッグ（カセット）に充填する．
② 保険薬局が医師の指示により用意した携帯型ディスポーザブルポンプ（写真3）に麻薬を充填し，患者宅へ届ける．
③ 保険薬局が医師の指示により用意した注入ポンプ（写真1）専用の薬液バッグ（カセット）に麻薬を充填し，患者宅へ届ける．

それぞれにおける薬局の薬剤・特定保険医療材料の保険請求は，①は麻薬注射薬のみ，②は麻薬注射薬と携帯型ディスポーザブルポンプ（1本400点），③は麻薬注射薬のみ請求可能である（専用薬液バッグなどは医師側も薬局同様別途請求出来ないため医師側が負担するか患者に負担をお願いすることになる）．

前項で「無菌製剤処理加算」について述べたが，麻薬注射薬の場合の多くは生理食塩注との希釈になるが，この場合「無菌製剤処理加算」は算定出来ない．むしろ「希釈」作業は無菌調剤室でなくとも可であると解釈するとしても，安全な薬液を提供する役目を負う薬局としては，せめてクリーンベンチでの作業が必要ではないか．この辺りは都道府県により解釈が異なる場合もあるので事前に確認しておくと良い．

❼IVH・注射薬調剤における薬剤師の役目
① 「安全な薬液」を提供する役目

IVHにしても注射薬調剤にしても，設備などのハードウェア面を整えておくのは最低限必要なことであるが，無菌調剤（クリーンベンチ調剤を含む）の手順においての安全性を担保しなければならない．一旦ミキシングしてしまった薬液の監査はどうするか，という問題もある．患者宅に届くまでの一連の作業手順マニュ

アルの整備は安全を保証するエビデンスとして重要である．

② 処方内容が妥当かを監査する役目

　IVHに限らず経腸栄養療法もそうだが，栄養療法を行っている患者の場合，一般薬におけるアレルギーの有無など基本的に把握して指導する項目の他に栄養学的な知識も必要となってくるし，末期癌患者の緩和を目的とするIVHや注射薬を投与されている患者の場合は，血液データ，年齢，体重などの数値に基づく必要な栄養量であるか否かという問題以外にも腹水・胸水などの貯留の有無なども把握しておかなければならない．訪問診療対象患者の場合は医師や訪問看護師と常に情報を交換し合うことも出来るが，患者宅へ訪問する折角の機会こそがやはり最も重要な情報を得る機会であろう．自分達が提供している薬液や医療材料が実際にどのように使用されているか，使用に際して不便はないか，間違った使われ方をしていないか―例えば，（処方薬ではないが）ポピドンヨード液などは，乾燥して初めて効能を発揮することを知らない医療従事者が意外と多いことに代表されるが，添付文書を隅々まで読むという仕事はやはり薬剤師だから出来ることである．「患者さんの体に触れられない立場のワタシが言えることではないし…」などと尻込みせずに気が付いたことがあれば堂々と医師や看護師などの他職種に伝えることはとても大切なことだ．中には「患者さんから主治医の先生に言った方がいいですよ…」と言って帰ってくる薬剤師がいるようだが，このやり方ではいたずらにチーム医療の信頼関係を損なう懸念があるので，まずは処方医に薬剤師から直接言うべきだと考える．いずれにしても間違った使用方法は，結局患者の不利益に繋がることになるのだ．

　また，訪問診療対象外である患者の場合や疾患が特殊な障害を持った小児科領域の患者の場合，専門医の訪問診療を受ける機会がない方も少なくない．だからこそ薬局薬剤師は数少ない医療系の相談相手である．訪問薬剤管理指導の算定は難しいかもしれないが，彼らにこそ「訪問相談」が必要なのではあるまいか．

Ⅲ．在宅医療の主な症例に必要な医療材料

3 実際の手技内容

❶CV カテーテル刺入部・フーバー針穿針部の消毒

　CV カテーテルの場合は週に1～2回，フーバー針の場合は交換ごとにそれぞれカテーテル刺入部・穿針部の消毒を行う．使用する消毒液はポピドンヨード（イソジン®）が古くから使用されている．しかし，同剤は皮膚へのストレスが大きいこと，殺菌効果を得るためには完全に乾燥させなければならず時間がかかるなどの理由から長期にわたる中心静脈栄養施行患者の場合，最近ではベンザルコニウム液，クロルヘキシジン液なども多く使用されるようになっている．

　いずれの消毒液も近年は綿棒と一体包装の製品が多く使われており，在宅現場のみならず病棟でも普及が広まっている（**写真6**）．

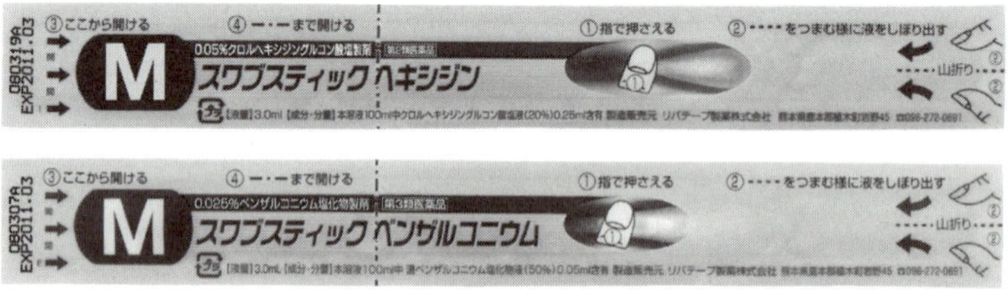

写真6　消毒液一体型綿棒

(提供：スズケン㈱)

❷フィルムドレッシング材

　消毒後には透明なフィルムドレッシング材を貼付することが多い（図5）．理由はドレッシング材を通して刺入部の発赤などの観察が出来るからである．ただし，発汗が多くなる夏季には汗が十分にドレッシング材から逃げないため痒みが起こったり，場合によっては菌が増殖するなど感染に注意が必要である．また，フィルムドレッシング材の粘着剤そのものにかぶれる場合もありフィルムドレッシング材の選択にも注意が必要である．

❸チューブの固定

　CV カテーテルの場合，カテーテル抜去には十分に注意を払わなければならない．「引っ張り」などによって生じるテンションがストレートに刺入部に影響しな

消毒液一体型綿棒

CVカテーテル
CVカテーテル刺入部中心からうず巻きを描くように外側に向かって消毒する．このとき，後に貼付するフィルムドレッシング材よりも広い範囲を消毒する．

フィルムドレッシング材（透明）

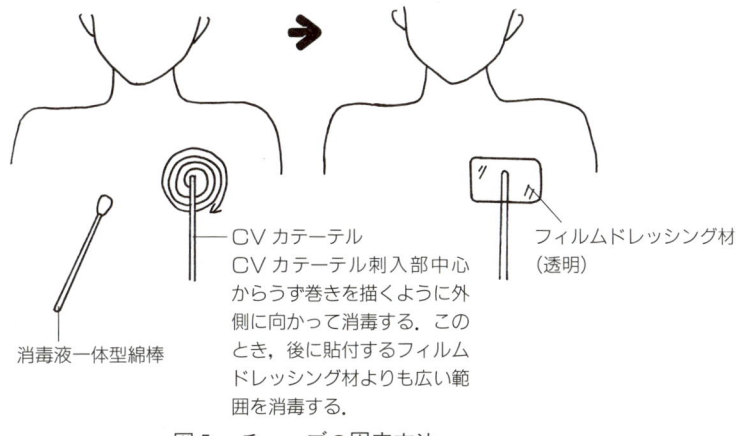

図5　チューブの固定方法

いよう，ほとんどの場合はチューブをループ状にして固定する．ADL（日常生活動作）が高く体動が激しい患者の場合は投与中の体の動きによる「チューブの引っ掛け」が起きないよう工夫が必要である（図6）．

❹注入ポンプの利用とポンプ用チューブセットの交換

　中心静脈栄養療法は糖分が多いことから電解質液などよりも投与スピードを遅く設定する．投与時間も必然的に長くなることから注入ポンプを使用する場合がほとんどであり，高カロリー輸液製剤に限って医療保険での使用が可能である．注入ポンプは在宅での使用に適した小型・簡便なポンプが普及している（**写真7**）．
　ポンプには，専用のポンプ用チューブセットを使用する．専用ポンプ用チューブセットにはエアベント付きフィルターがはめ込まれており，そのフィルターの安全使用上からガイドラインでは3～4日に一度の交換が薦められているが，在宅の場合は輸液量にもよるが1週間に一度の交換が多いようだ．高齢者や予後の短い末期癌患者の場合，ポンプ用チューブセットの交換やポンプ操作などの手技を退院前に習得する時間を省くため，多くのケースでは訪問看護師に任せられる．患者本人・家族に行ってもらうことは日に一度の高カロリー輸液バッグの交換とポンプのアラームが発生したときの最低限の対処方法のみに留められる．

III．在宅医療の主な症例に必要な医療材料

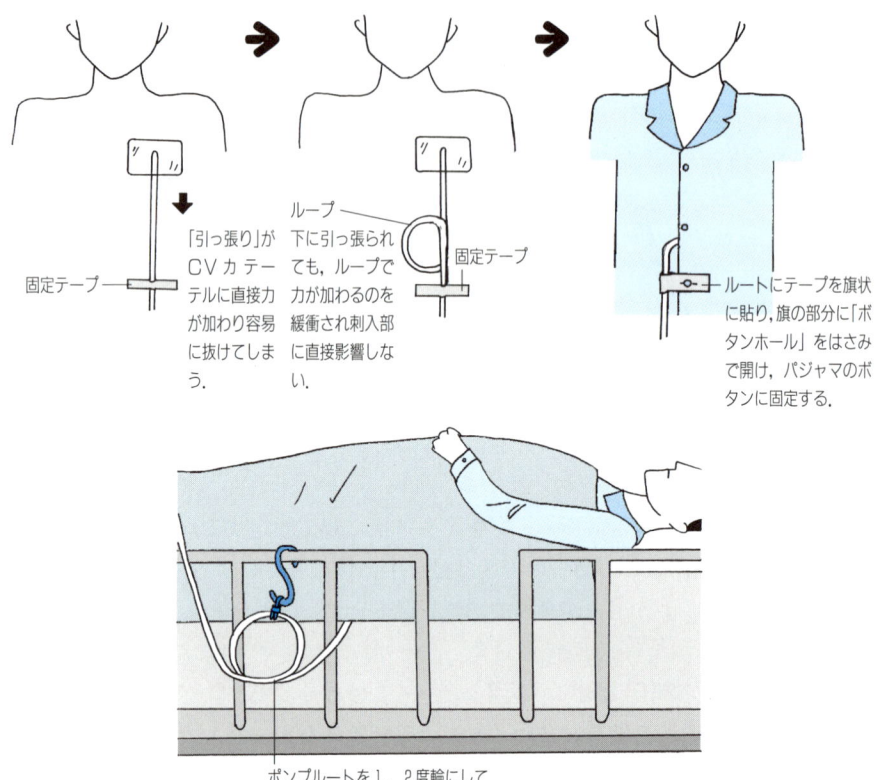

固定テープ ──

「引っ張り」がCVカテーテルに直接力が加わり容易に抜けてしまう．

ループ　下に引っ張られても，ループで力が加わるのを緩衝され刺入部に直接影響しない．

固定テープ

ルートにテープを旗状に貼り，旗の部分に「ボタンホール」をはさみで開け，パジャマのボタンに固定する．

ポンプルートを1，2度輪にして輪ゴムを通し，ベッドの手すりに下げたS字フックに掛けておく．

図6　チューブの工夫

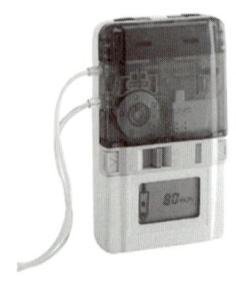

写真7　テルモ社カフティーポンプ

ポンプを含め在宅用医療機器のアラームについては厚生労働省の通達があり下記のアラームが義務付けられている．

> ①　電圧低下　②　閉塞　③　操作忘れ防止　④　空液　　など

　上記のうち，④の空液アラームの場合，センサー機能がついたポンプ本体は必ずエアベント付きフィルターの上流に設置されることから，ほとんどの場合中心静脈内に空気が入り込むことはなく，むしろ小さな気泡でも感知してしまうアラーム感度は在宅現場では使い勝手が悪い．患者本人・家族を必要以上に不安にさせてしまうからである．**写真7**のカフティーポンプはその点もバランス良く出来ている．

　また，②の閉塞アラームは，いつ，何時でも発生する可能性があるが，中心静脈内の血液凝固による閉塞の場合以外の原因，例えばチューブの折れ曲がりやフーバー針の「浮き」による閉塞が起こらないよう，❸で述べたチューブの固定と同様に注意と工夫次第で避けることが出来る事象である．

（共著：新宿ヒロクリニック　英裕雄/㈱ウィーズ　泉千里/㈱ファーコス　長富範子）

III. 在宅医療の主な症例に必要な医療材料

5. 褥瘡のケア

1 医療材料が必要となる疾患や病態について

　寝たきりになった場合など，皮膚に加わった外力による血流障害，皮膚の摩擦（ずれ，よれ），汗や尿による皮膚の湿潤，低栄養状態などで褥瘡となる．好発部位は，皮下脂肪組織が少なく骨が突出している，後頭部，肘頭部，仙骨部，腸骨部，大転子部，仙骨部，踵部である．

❶褥瘡の分類と病態
　① **急性期褥瘡**：褥瘡発生直後から約1〜2週間
　全身状態や褥瘡の局所状態も不安定で，局所には強い炎症反応を認め，発赤，浮腫，水疱，浅い潰瘍が次々に出現する．
　② **慢性期褥瘡**：急性期以降の褥瘡で局所状態が比較的安定する時期
　褥瘡の深さ（Depth），滲出液（Exudate），大きさ（Size），炎症・感染（Inflammation/infection），肉芽組織（Granulation tissue），壊死組織（Necrotic tissue）の6項目（DESIGN）を評価する．ポケット（Pocket）が存在する場合には最後にPを付加し計7項目（DESIGN-P）が評価される．ドレッシング材や治療薬はこれに準拠したものを使用する．

❷リスクアセスメント
　褥瘡予防の基本は，褥瘡発生の危険性（リスク）を評価し，リスクに応じた褥瘡予防ケアを実施することである．褥瘡発生のリスクアセスメントにはいくつかのツールが開発されており，代表的なツールでは「ブレーデンスケール」が知られている．在宅に特化した「在宅版K式スケール」も臨床で使用可能なツールとしてあげられ，観察視点を統一し，経時的に評価することで，在宅療養者に対して早期から予防的介入を行うことが可能となる．

❸褥瘡の予防と早期発見
予防策

① 皮膚の圧迫による血流障害の対策，ずれ・よれの対策

外力の大きさを出来るだけゼロに近づけ，外力負荷の持続時間を短くすることが重要である．寝返り出来ない場合は，体圧分散寝具を使用し体位変換を行うことで骨突出部の皮膚組織に加わる外力を小さくし持続時間も短く出来る．また，ギャッジアップ時のずれ・よれにも注意が必要である．

② 皮膚の湿潤に対する対策
- 多汗：シーツや体位変換マットは吸水性・熱放散性が高いものを使用する．発汗時は速やかに皮膚の清潔を図り，寝衣を交換する．
- 尿・便失禁：皮膚洗浄後に排泄物が付着する範囲に撥水性皮膚保護材（クリーム，オイル—ソフティ®保護オイル等）を用いる．排泄物の水分吸収が良いパッド，またはパッドへの吸収を促進するポリエステル繊維綿を用いる．
- その他：栄養状態の改善，リハビリ状況，介護力のプランなどが必要である．

❹早期発見方法

褥瘡発生要因がある在宅療養者の骨突出部の皮膚観察は1日1回行う．皮膚観察をする際に発赤が見られた場合は，発赤部分を観察者の指で3秒押し，指を離したときに一時的に白くなり，再び赤くなれば反応性充血と呼ばれる褥瘡である（指押し法）．他に，ガラス板で発赤部分を3秒圧迫し，圧迫した部位を観察するガラス板圧診法がある．赤みが消失しなければ褥瘡と判断出来る．これは，圧迫した状態で観察出来るため判断が容易である．また，体圧計などを用いた方法もある．

❺治療について

① 急性期

褥瘡が生じた場合には，局所治療を考える前に褥瘡の発生原因を追究することが重要である．特に全身状態の安定化は不可欠である．局所治療は，適度の湿潤環境を保ちながら褥瘡部を保護することが基本方針である．

② 慢性期

慢性期褥瘡の局所治療を始める際，まず褥瘡の深さが真皮までにとどまる「浅い褥瘡(d)」であるか，真皮を越えて深部組織にまで及ぶ「深い褥瘡(D)」であるかを考えることが重要である．浅い褥瘡(d)の場合は，ほとんどの場合，新たな皮膚

が再生することで治癒が可能である．一方，深い褥瘡(D)の場合は，壊死に陥った深部組織（皮下組織や筋組織など）が再生することはなく，壊死組織が取り除かれた創面に肉芽組織が盛り上がり，瘢痕組織に変化することで治癒に至る．

2 必要となる医療材料

❶ドレッシング材について（表1）

　創の治癒には適度な湿潤環境が必要であり乾燥状態は避けなくてはならないが，滲出液が貯留し周囲皮膚が浸軟する状態も治癒環境としては良くない．ドレッシング材にはそれぞれに特徴がある．

① 創面を閉鎖し創面に湿潤環境を形成するドレッシング材：ハイドロコロイド
　商品名：デュオアクティブ®CGF（**写真1**），テガダーム™（**写真2**）等

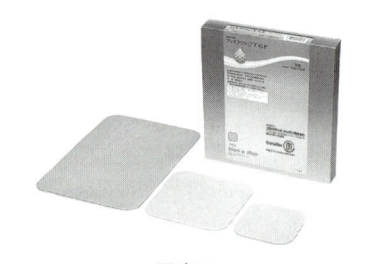

写真1
（提供：コンバテック ジャパン㈱）

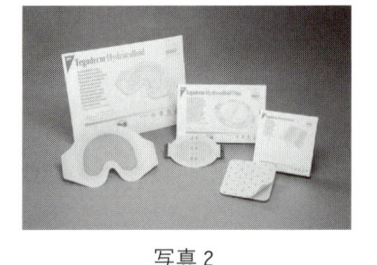

写真2
（提供：スリーエムヘルスケア㈱）

② 乾燥した創を湿潤させるドレッシング材：ハイドロジェル
　商品名：グラニュゲル®（**写真3**）

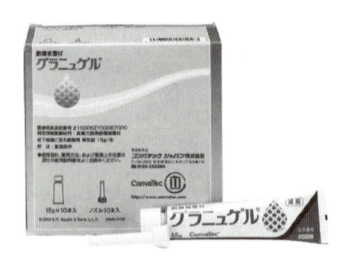

写真3
（提供：コンバテック ジャパン㈱）

③ 滲出液を吸収し保持するドレッシング材：アルギン酸塩，キチン，ハイドロファイバー®，ハイドロポリマー，ポリウレタンフォーム

5．褥瘡のケア

商品名：アクアセル® Ag（**写真 4**），アクアセル®，ベスキチン® W-A（**写真 5**），ティエール®（**写真 6**），ハイドロサイト®（**写真 7**）

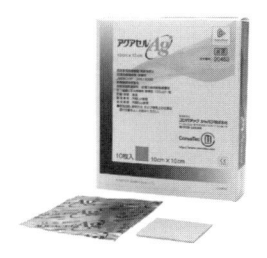

写真 4
（提供：コンバテック ジャパン㈱）

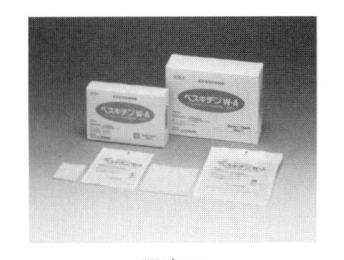

写真 5
（提供：ユニチカ㈱）

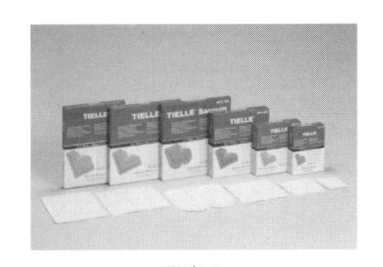

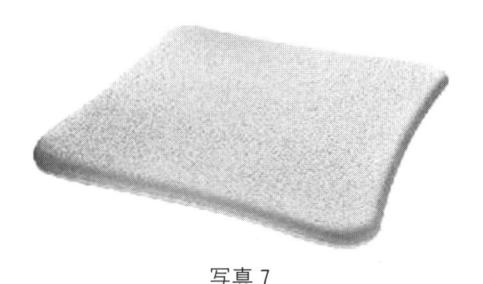

写真 6
（提供：ジョンソン・エンド・ジョンソン㈱）

写真 7
（提供：スミス・アンド・ネフューウンド マネジメント㈱）

④ その他技術料に包括されるドレッシング材：ポリウレタンフィルム
　商品名：オプサイト®ウンド（**写真 8**），テガダーム™トランスペアレントドレッシング（**写真 9**），テガダーム™コンフォートフィルムドレッシング（**写真 10**）等

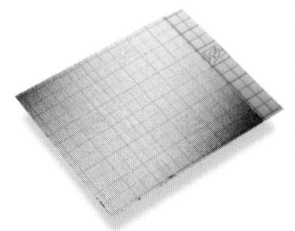

写真 8
（提供：スミス・アンド・ネフューウンド マネジメント㈱）

写真 9
（提供：スリーエムヘルスケア㈱）

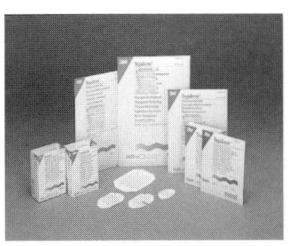

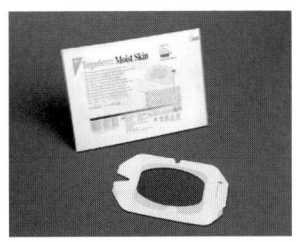

写真 10
（提供：スリーエムヘルスケア㈱）

III. 在宅医療の主な症例に必要な医療材料

	壊死組織 (Necrotic tissue)	炎症・感染 (Inflammation/ infection)	滲出液 (Exudate)	肉芽組織 (Granulation tissue)	大きさ (Size)	ポケット (Pocket)
	N→n	I→i	E→e	G→g	S→s	P→p
ド レ ッ シ ン グ 材		アルギン酸塩				
			キチン			
				ハイドロコロイド		
	ハイドロジェル				ハイドロジェル	
			ハイドロファイバー®			
				ハイドロポリマー		
			ポリウレタンフォーム			

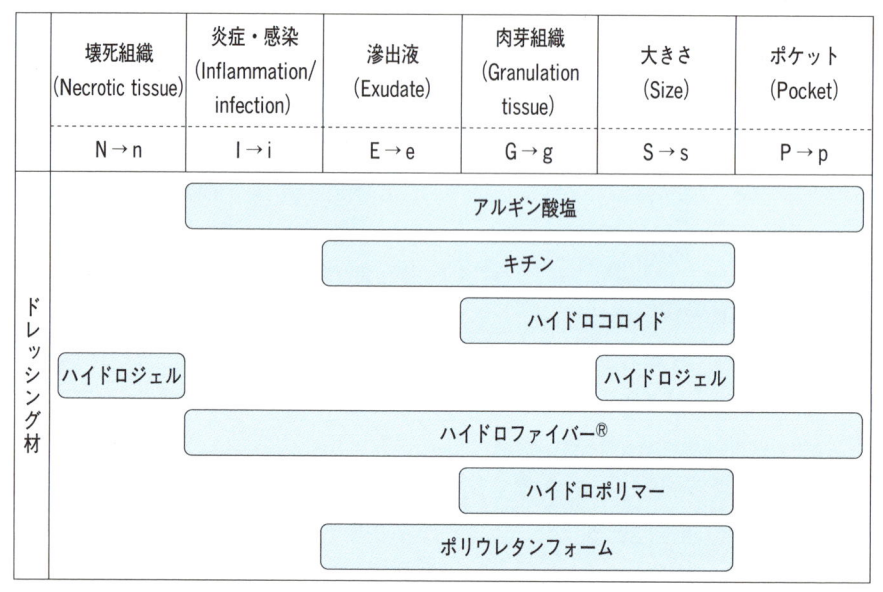

表 I　深い慢性期褥瘡に対する DESIGN に準拠したドレッシング材の選択

(参考資料：立花隆夫：褥瘡.ガイドライン外来診療2008（泉孝英編），287-297，日経メディカル開発)

3 実際の手技内容

❶急性期：発赤・紫斑・水疱・びらんなど

　急性期褥瘡の治療にはデュオアクティブ® ET（写真11），テガダーム™ トランスペアレントドレッシング（写真9）等のポリウレタンフィルムが用いられることが多い．急性期の局所病態は急激に変化し，また褥瘡部と周囲の皮膚は脆弱であるため，褥瘡部を頻回に（出来れば毎日）観察出来，交換する際に皮膚剥離を起

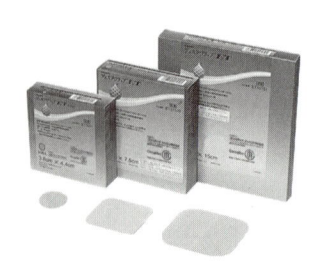

写真11

(提供：コンバテック ジャパン㈱)

5. 褥瘡のケア

こすことのない，透明で非固着性あるいは粘着力の弱いドレッシング材を使用することが望ましい．

❷慢性期：浅い褥瘡(d)，深い褥瘡(D)

① 浅い褥瘡(d)の場合

基本的に褥瘡の保護と適度な湿潤環境の保持が重要である．一般に創が観察出来，非固着性または粘着力の弱いドレッシング材が有用であるが，代わりに創面保護を目的にアズレンや酸化亜鉛など油脂性外用薬を用いることもある．

② 発赤の場合

デュオアクティブ®ET（写真11），オプサイト®ウンド（写真8）等のドレッシング材で保護することが治療の中心となる．

③ 水疱

びらんと同様に損傷が表皮内にとどまることが多い．水疱が破れていない場合は，発赤と同様にドレッシング材などで褥瘡を保護することが治療の中心となる．水疱が緊満な状態になった場合には，水疱を穿刺し，内容液の排出を図ることがある．

④ びらん（皮膚欠損が表皮内にとどまる場合）

浅い潰瘍（真皮にまで達する場合）の時の治療としては，吸水性のあるベスキチン®W（写真12），デュオアクティブ®ET（写真11），ニュージェル®（写真13）などのドレッシング材や，アズノール軟膏®0.0033%，亜鉛華軟膏などの外用薬を，また上皮形成促進を期待してフィブラストスプレー®やプロスタンジン軟膏®を用いる．

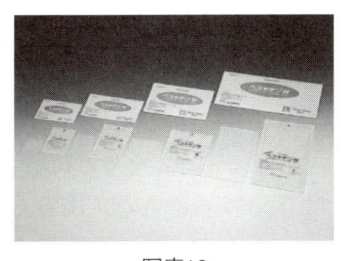

写真12
（提供：ユニチカ㈱）

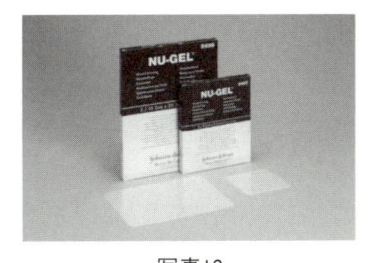

写真13
（提供：ジョンソン・エンド・ジョンソン㈱）

Ⅲ．在宅医療の主な症例に必要な医療材料

⑤　深い褥瘡(D)の場合

深い褥瘡(D)は，真皮を超え脂肪組織以下に及ぶ褥瘡を指す．治療経過とともに局所病態が大きく変化するため，DESIGN 重症度分類の深さ(D)以外の項目の中で，特に大文字の項目を小文字に変えていくような治療方針を立てる．治療に必要なドレッシング材，外用薬の選択は必要となる医療材料の項目を参照すること．

- N→n：壊死組織を除去する．創部の感染防止，過剰な滲出液の制御，創面の清浄化を図る．壊死組織の種類に関わらず，壊死組織なしをn，ありをNとする．
- G→g：肉芽形成の促進．創の外力からの保護とともに，適度な湿潤環境の維持とともに，フィブラストスプレー®，オルセノン軟膏®などで肉芽形成を促す．良性肉芽の割合を測定し，50％以上をg，50％未満をGとする．
- S→s：大きさの縮小．フィブラストスプレー®，アクトシン軟膏®などで創の縮小を図る褥瘡の皮膚損傷部の長径（cm）と短径（長径と直交する最大径(cm)）を測定し，それぞれをかけたものを数値として表現するもので，100未満をs，100以上をSとする．この値は面積を示すものではない．
- I→i：感染・炎症の制御．感染徴候を（色調，粘調度，臭いなど）早期発見することが大切である．局所の感染徴候のないものをi，感染徴候のあるものをIとする．
- E→e：滲出液の制御．カデックス軟膏，ユーパスタなどで滲出液を吸収し，ハイドロサイトなどのポリウレタンフォームで保護する．ドレッシング交換の回数で判定し，ドレッシング材の種類は詳しく限定しない．1日1回以下の交換の場合をe，1日2回以上の交換の場合をEとする．
- P→(－)：ポケットの解消．(Drの手技で)残存する壊死組織のデブリードマンや滲出液のコントロールなどによる創面の清浄化を考える．ポケットが存在しない場合は何も書かず，存在する場合のみ DESIGN の後に－Pと記述する．

❸衛生材料の調達

衛生材料については厚生労働省からの通達のとおりである（**表2**）．

指導管理料を算定している場合に医療機関が患者に提供する	在宅療養者が購入する物品	看護師，在宅主治医が持参するもの
・ガーゼやドレッシング材 ・サージカルテープ ・消毒薬 ・洗浄のための物品	・処置用シーツ ・ディスポグローブ ・石鹸等 ・スキンケアに必要な物品 ・洗浄用のボトル	・ディスポグローブ ・メジャー

表2　衛生材料の種類

現行のシステムでは，衛生材料，処方の提供を在宅主治医が行い，実際の利用を看護師，在宅療養者またはその家族が行う．処方薬を提供する薬剤師も含め誰が，どのような手段で届けるかは，調整時の状況に合わせて行わなければならない．

なお，皮膚欠損用創傷被覆材の保険上の価格は，下記の分類によって保険点数が異なる．

① 真皮に至る創傷用
② 皮下組織に至る創傷用（標準型・異型型）
③ 筋・骨に至る創傷用

❹外用薬について（表3）

治癒経過とともに病態が変化するので，DESIGN分類に準拠した外用薬を選択する．潰瘍面などに感染を合併した場合には，非特異的抗菌活性を有するスルファジアジン銀（ゲーベン®クリーム）などが有用であるが，抗生物質含有軟膏は一般的に効果に乏しいため，耐性菌を生じる危険性もあるので極力避けるべきである．

（共著：株式会社望星薬局　下前博史/たいとう診療所　大西康史）

Ⅲ．在宅医療の主な症例に必要な医療材料

分類	主な成分名	主な商品名	深い褥瘡(D) E	S	I	G	N	P	作 用	備 考
主に、滲出液の制御(E)炎症/感染の制御(I)壊死組織の除去(N)を目的とする	カデキソマー・ヨウ素	カデックス軟膏・デブラート外用散	○				△		カデキソマーは壊死組織の除去。ヨウ素は感染抑制作用を発揮する。	ヨードアレルギーの人には使用不可。残存しやすいので交換時、十分な洗浄を行う。ポケットには使用しない。
	スルファジアジン銀	ゲーベンクリーム			○				銀の抗菌作用により、感染制御作用を発揮する。	他剤と混合して使用しない。ポビドンヨードと混合で作用低下。
	ブロメライン	ブロメライン軟膏					△		蛋白質分解酵素であるブロメラインは、壊死組織を除去。	強い局所刺激作用あり。白色ワセリンなどで周囲を保護するなど、健常皮膚へ触れないよう注意。
	ポビドンヨード・シュガー	ユーパスタ軟膏・ソアナース軟膏	○				△		ヨウ素の抗菌作用。白糖は細菌の成長を阻害作用で感染制御作用を発揮。	他剤と混合して使用しない。スルファジアジン銀との併用で作用低下。ポケット内へは圧迫しないように詰める。
主に、瘡の縮小(S)肉芽の形成(G)を目的とする	アルクロキサ	イサロパン外用散・ソフラットゲル		○					損傷皮膚組織の修復作用。分泌物の吸着による患部の乾燥化作用。	皮膚への刺激性はほとんどない。
	塩化リゾチーム	リフラップ軟膏				△			線維芽細胞の増殖促進作用。	卵白アレルギーの人には使用しない。皮膚への刺激性はほとんどない。
	トラフェルミン	フィブラストスプレー				△			線維芽細胞成長因子(FGF)により、血管新生作用、肉芽形成促進作用を示す。	溶解後は10℃以下で保管し、2週間以内に使用してください。
	トレチノイントコフェリル	オルセノン軟膏						△	肉芽形成促進作用が強い。	外用薬が黄色調なので感染とまぎらわしい。
	ブクラデシンNa	アクトシン軟膏		○		○			局所血流障害を改善することで肉芽形成、表皮形成を促進する。肉芽形成促進作用が強い。	保存時は10℃以下の冷暗所に保存。使用の際に特異臭が気になることがある。
	プロスタグランジンE1	プロスタンディン軟膏		○		○			局所血流障害を改善することで肉芽形成、表皮形成を促進する。油脂性基材による瘡面の保護作用。	1日10gを超えて塗布しないこと。
	幼牛血液抽出物	ソルコセリル軟膏				△			線維芽細胞の増殖促進作用。	皮膚への刺激性はほとんどない。

表3　褥瘡治療薬

(引用：㈱薬事日報社「介護のための「くすり」の本　P77」)

6. 吸引

1 医療材料が必要となる疾患や病態について

在宅医療の現場において吸引器は比較的頻度が高く普及している．

慢性あるいは急性の呼吸器疾患があって喀痰が多いにも関わらず，自己喀出が困難な患者や，脳血管障害や神経筋疾患などによる嚥下障害があり，唾液や経口摂取の際に食物のむせがある場合などに吸引器を用いる場合が多い．また，気管切開が置かれた患者においては吸引器を要することがほとんどである．

鏡などを用いて自己で吸引を行う場合もあるが，ほとんどの場合，患者家族が吸引を行う．その場合の吸引方法については指導を要し，練習も必要である．

2 必要となる医療材料

① 吸引器（**写真1**）

購入費の1割で自費レンタルが可能である．身障手帳があると給付される場合もある．

② 吸引用カテーテル

通常，10〜14Fr*のサイズのものを使用する．サイズが小さい方が吸引操作時の痛みや違和感が少ないが，十分な吸引が出来ない場合がある．

*Fr：カテーテルの外径の単位．1Fr＝1/3mm．

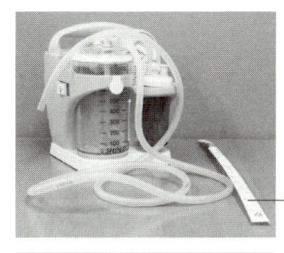

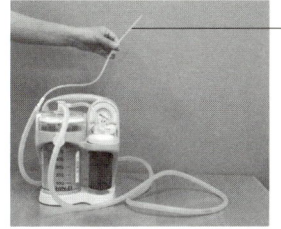

③ アルコール綿

作り置きしたアルコール綿は感染の可能性があるため使い捨てタイプが望ましい．

④ 消毒液

薬剤として処方を受ける．

⑤ カテーテル保管容器

蓋のできる堅牢なプラ容器等やビンを利用する．

写真1　吸引器

III．在宅医療の主な症例に必要な医療材料

3 実際の手技内容

① 両手にディスポーザブルの手袋を装着する（**写真2**）．

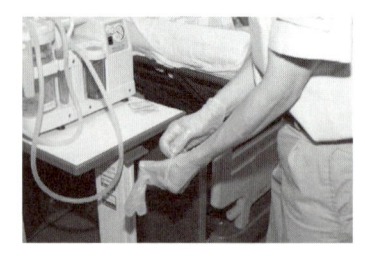

写真2

② 吸引用カテーテルを吸引器の接続チューブに接続する．その際，左手で吸引器側のチューブの先端を持ち，右手でカテーテルの根元近くを持つ（**写真3**）．

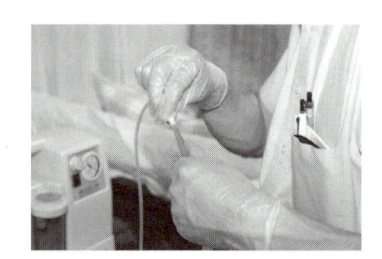

写真3

③ 吸引器の電源を入れて，カテーテルの根元を圧迫し，吸引圧がしっかりかかっていることを確認する（**写真4**）．吸引圧は100～150mmHg 程度の目安にする．吸引圧が高過ぎるとカテーテルの先端が粘膜に貼り付いてしまい，上手く吸引出来ないことがあるので注意が必要である．

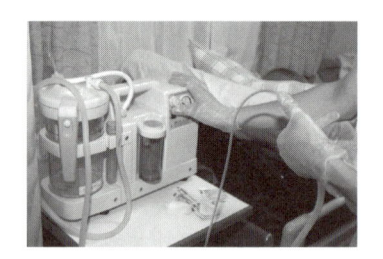

写真4

④ 気管カニューレ，または口腔あるいは鼻腔よりカテーテルを挿入する．その際吸引圧がかからないようにカテーテルの根元を圧迫する（**写真5及び6**）．

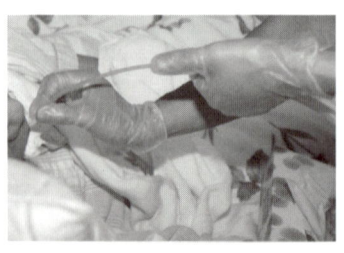

写真5

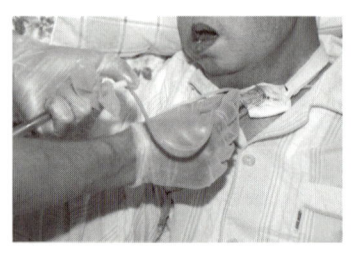

写真6

6．吸引

⑤　目標ポイントにカテーテルの先端が達したら圧迫を介助して（**写真7**）軽くカテーテルを前後に動かしたり左右に回転したりして吸引する．

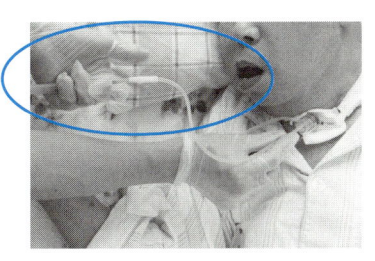

写真7

⑥　吸引後はカテーテルの外側をアルコール綿で拭き取る（**写真8**）．

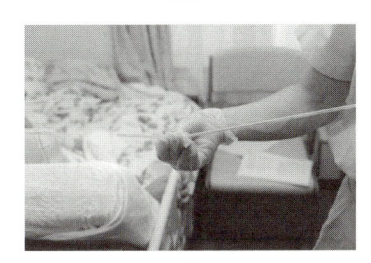

写真8

⑦　カテーテル内部は精製水（あるいは湯冷まし）を吸引して洗浄する（**写真9**）．

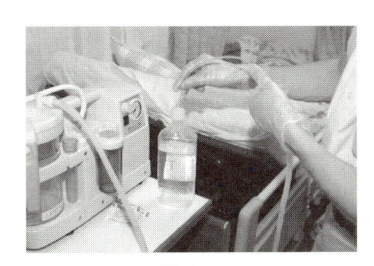

写真9

参考　吸引器の福祉補助制度

① 給付条件：呼吸機能障害3級または同程度の障害者で医師の意見書が必要．呼吸機能障害3級がなくても気管切開している人は吸引器が必要なので，医師の意見書があれば給付申請可能．
② 申請先：各市町村の担当窓口
③ 申請方法：日常生活用具の給付申請書と医師の意見書を書いて申請する．申請用紙や意見書の用紙は，各市町村の福祉事務所で受け取り可能．
④ 給付金額：各市町村により上限額は異なるが，概ね5万円～6万円．

（著：たいとう診療所　大西康史）

Ⅲ. 在宅医療の主な症例に必要な医療材料

7. 在宅酸素療法

1　医療材料が必要となる疾患や病態について

　気管切開（P58参照）で先述したように，呼吸不全には種類があるが在宅酸素療法とは，換気能力が保たれてはいるが十分な酸素化が図れない場合や，換気能力が保たれない場合に在宅酸素人工呼吸療法と併用して行われる療法である．

❶在宅酸素療法の実際
　以前は大量酸素が必要な症例では液体酸素による在宅酸素療法が見られたが，最近は酸素濃縮器の高性能化が進んだため，ほとんどの場合酸素濃縮器が主流となっている．その他外出時などに補助的に利用される酸素ボンベを併用することで，酸素療法を受けながらもかなりQOL（生活の質）が保たれるようになった患者が増えている．

❷在宅酸素療法の留意点
　酸素の特性上，在宅酸素療法中の火気の使用は厳禁となっている．その他不必要な酸素投与は返って無呼吸を誘発する可能性もあるので，あらかじめ決められた酸素投与量を守ることが大切である．さらに風邪や気管支炎併発時や体重増加が見られたときなどには，早めに医療者と相談をし適切な酸素投与量を調整することも非常に重要である．

2　必要となる医療材料

① 酸素濃縮器（写真1）
② 酸素ボンベ（写真3）
③ 酸素チューブ
④ カヌラ・マスク

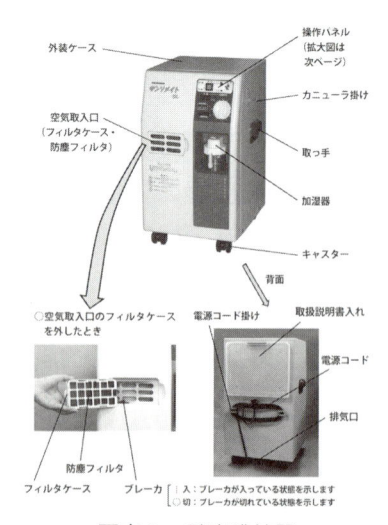

写真1　酸素濃縮器
（提供：日本特殊陶業㈱）

7．在宅酸素療法

③ 実際の手技内容

❶酸素濃縮器の場合
① 加湿器に決められた量だけ水が入っているかどうかを確かめ，もし少ないようなら補充し，きちんとセットする．
② 酸素チューブやカヌラ・マスクなどをセットする．
③ 酸素濃縮器の電源を入れ，流量をダイヤルなどで合わせる（**写真 2**）．この際に医師により指示された流量を勝手に変えないようにする（ただし生活の仕方によって調整するよう指示されている場合もあるので注意が必要）．

○操作パネル拡大図

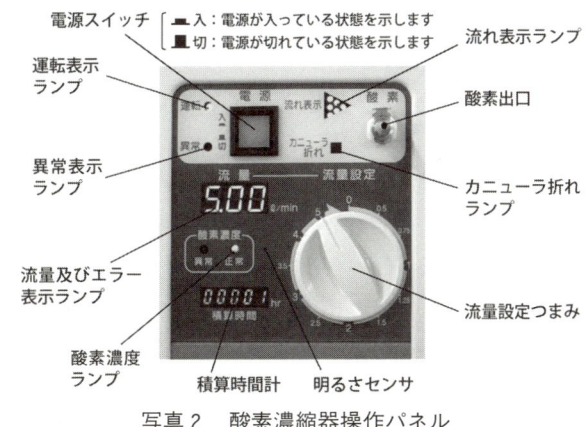

電源スイッチ ┌ ■入：電源が入っている状態を示します
　　　　　　　└ ■切：電源が切れている状態を示します
運転表示ランプ
異常表示ランプ
流量及びエラー表示ランプ
酸素濃度ランプ
積算時間計
明るさセンサ
流れ表示ランプ
酸素出口
カヌラ折れランプ
流量設定つまみ

写真 2　酸素濃縮器操作パネル

④ 酸素がきちんと流れているかどうかを確かめる．
⑤ 患者の顔にカヌラ・マスクなどをセットし，呼吸の状態に変わりがないことを確認する．
⑥ 酸素投与の終了時，カヌラ・マスクを外して電源を切る．

> **参考**　メンテナンス
> ① 加湿水の補充交換（患者・家族などが行う）
> ② フィルターの交換（患者・家族・業者などが行う）
> ③ 定期点検（業者などが行う）

❷酸素ボンベの場合
開始時
① あらかじめチューブ・カヌラ・マスクなどを付けて，ボンベ残量を確認し必

要に応じて酸素セーバーをセットしておく．
② ボンベの元栓を開き，ダイヤルを0から設定された流量にセットする．
③ 酸素がきちんと流れていることを確認し，カヌラ・マスクを装着する．

終了時
① ボンベのダイヤルを0に戻し，元栓を閉める．
② 必要に応じてチューブなどを外しておく．

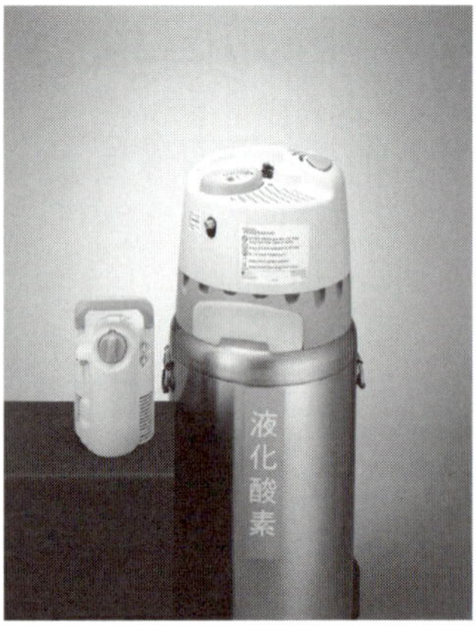

参考 **メンテナンス**

ボンベの交換（使用したボンベを引き取り，新規のボンベの補充を行う）は業者が行っている．

写真3　酸素ボンベ
（提供：日本メガケア㈱）

（著：新宿ヒロクリニック　英裕雄）

8. ストーマ（人工肛門・人工膀胱）

1 医療材料が必要となる疾患や病態について

　ストーマは主に消化器系・泌尿器系の各種疾患によって肛門や膀胱，尿管，腎盂，尿道といった排泄経路が閉鎖される場合，または一時的に排泄経路を変更する必要がある場合に，腸管を腹壁に引き出して造設される．したがって，ストーマの適応となる疾患は多岐にわたる．大きくは腫瘍性疾患と炎症性疾患が適応となるが，ストーマは疾患によって造設するのではなく，症状や病期によって適応を判断する．ストーマには消化器系ストーマと尿路系ストーマがある．

　消化器系ストーマは便の排泄を目的とし，造設部位によって結腸ストーマ（コロストミー）と回腸ストーマ（イレオストミー）に大別される．コロストミーの場合はさらに，盲腸ストーマ，上行結腸ストーマ，横行結腸ストーマ，下行結腸ストーマ，S状結腸ストーマというように造設部位によっても区別される（図1）．コロストミーのうち横行結腸ストーマでは排泄物は粥状または半流動～軟便，下行結腸ストーマとS状結腸ストーマでは便臭のある普通便となる．イレオストミーでは水分の多い水溶性便となり，消化酵素が含まれるため便は強いアルカリ性を示すため皮膚刺激が強い．

　尿路系ストーマは尿の排泄を目的とし，造設方法によって区別される．回腸や結腸を誘導管として利用する導管法，尿管を体外に誘導する尿管皮膚瘻などがあり，いずれの場合も排泄物は尿臭があり，アルカリ尿の場合には皮膚刺激も強い．

　ストーマ造設によって新たな排泄口は得られるが排泄コントロールを失うことになる．造設部位・造設方法によって排泄物の状態や皮膚への刺激が異なるので，適切な医療材料を選択することが重要となる．

Ⅲ．在宅医療の主な症例に必要な医療材料

❶ 消化器系・尿路系ストーマの種類

コロストミー
下行結腸　　S状結腸　　横行結腸1　　横行結腸2

イレオストミー　**ウロストミー**
回腸　　　　回腸導管　　尿管皮膚瘻1　　尿管皮膚瘻2

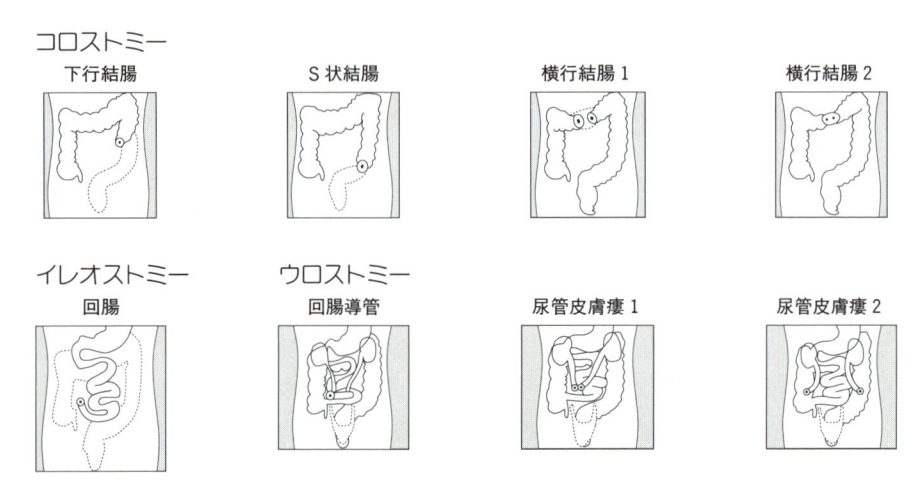

図1　消化器系・尿路系ストーマの種類
(提供：コンバテック ジャパン㈱「ストーマケア製品総合カタログ2009-2010」)

❷ ストーマを必要とする疾患の例

	腫瘍性疾患	炎症性疾患	その他
コロストミー	・直腸癌 ・結腸癌	・大腸憩室炎 ・放射線性大腸炎	・ヒルシュスプルング病 ・鎖肛
イレオストミー	・家族性ポリポーシス ・多発性大腸癌	・潰瘍性大腸炎 ・クローン病	
ウロストミー	・膀胱腫瘍 ・尿道腫瘍 ・尿管腫瘍 ・前立腺癌	・尿路結核 ・出血性膀胱炎	・神経因性膀胱機能不全 ・外傷 ・二分脊椎症

　従来は人工肛門，人工膀胱という言葉が一般的に使われてきた．しかし人工心肺，人工血管のように人工物に代替機能を担わせるのと違い，単に人為的に作られた排泄物の開口部に過ぎないので，人工物で肛門や膀胱を作るという誤解を生まないために「ストーマ」という言葉を使うようになってきている．

2 必要となる医療材料

　ストーマの装具は，ストーマ周辺の皮膚を排泄物の刺激から保護する「皮膚保護材」と，排泄物を溜める「パウチ」で構成される．コロストミーの場合，洗腸によって刺激を与え，強制的に排便を促す灌注排便法（イリゲーション）による排便管理方法もあり，専用の装具が必要になる．尿路系ストーマの場合はカテーテルを挿入留置して管理するカテーテル法とカテーテルフリーの無カテーテル法があり，使用する装具が異なる．また，装具の使用性を高めるための各種アクセサリーもある．

　いずれにせよ装具の選択にあたっては，排便・排尿の管理方法，ストーマの種類と排泄物の性状，ストーマの大きさや位置に応じて適当な装具を選択する．排泄物の漏れがないこと，皮膚障害が予防出来ること，パウチの防臭性が高いこと，日常の活動が制限されないこと，装着の快適性が得られることなどを考慮する．

❶皮膚保護材

　装具の気密性を保持すると同時に，排泄物や粘着材から皮膚を保護する役割を担う．皮膚保護材は皮膚と同じ弱酸性に作られている．弱酸性であることは，皮膚への刺激がないだけでなく皮膚が障害された場合の治癒環境としても好ましいものである．また，細菌が増殖しにくいため制菌作用を併せもつことにもなるし，便や尿がアルカリ性の場合でも溶けて皮膚と同じpHを保つ緩衝作用や，排泄物や汗から皮膚を健常に保つ吸水性も重要な点と言える．

　ストーマ周囲の皮膚は常に皮膚保護材が密着し続けることになるので，装具の交換頻度や排泄物の特性，ストーマの形状，皮膚の状態などを考慮して選択する．

　面板はストーマの大きさに合わせてカット出来るもの（**写真1**），穴を開ける必要のないプレカットのもの（**写真2**）がある．また面板全体が皮膚保護材でできているタイプ（**写真3**）とテープ付きのもの（**写真4**）とがある．テープ付きのもののうちテープの素材にハイドロコロイドを用いたものは皮膚に優しいだけでなく，障害された皮膚組織から出る体液を吸収し傷に対する治癒促進効果もあり有用である．

　ストーマの状態は人それぞれ違う．通常の突出したストーマの場合は平坦な形状の皮膚保護材が身体への密着性を高めるが，ストーマに高さがない場合や皮膚

Ⅲ．在宅医療の主な症例に必要な医療材料

面板の穴の種類

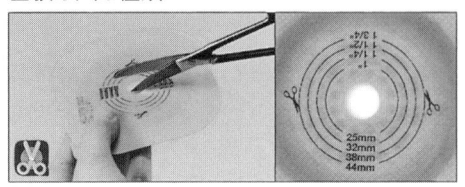

写真1　カスタムカット

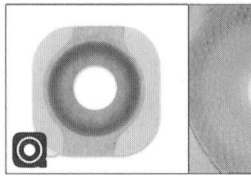

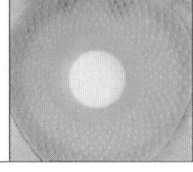

写真2　プレカット

面板の種類

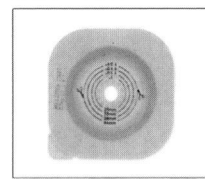

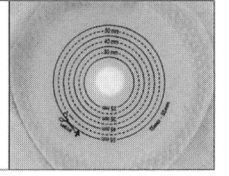

写真3　テープなし全面皮膚保護材

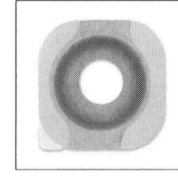

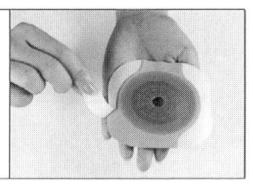

写真4　テープ付き皮膚保護材

(提供：㈱ホリスター「総合製品カタログ Product Line-Up Vol.5」)

面よりも陥没している場合，ストーマ周囲の皮膚にシワや窪みがある場合では，排泄物が隙間に潜り込み漏れや皮膚障害などの原因となる(図2)．そのような場

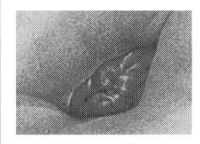

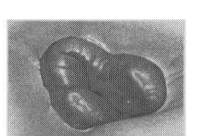

ストーマの状態		ストーマ周囲の状態	
皮膚面より下にある陥凹型ストーマ	排泄口が皮膚面と同じ高さにある平坦型ストーマ	ストーマ周囲の皮膚や腹壁の緊張低下がある	動作や体位の変化によって生じるしわなどがある

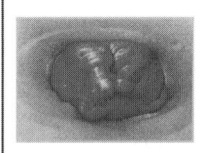

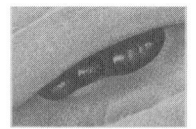

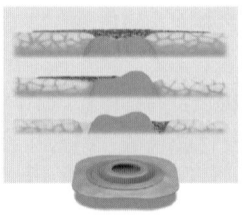

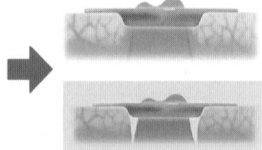

凸面がストーマ周囲に理想的な圧を掛け密着し，ストーマ（排泄口）を突出させることで排泄物の潜り込みを防ぎます．

図2　ストーマの状態・ストーマ周囲の状態

(提供：㈱ホリスター「総合製品カタログ Product Line-Up Vol.5」)

8．ストーマ（人工肛門・人工膀胱）

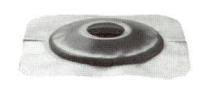

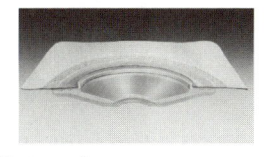

写真5　凸面構造タイプ

(提供：コンバテック ジャパン㈱「ストーマケア製品総合カタログ2009-2010」)

合，ストーマを突出させる必要があるため面板が凸面になっているもの（**写真5**）や専用のアクセサリー（アクセサリー参照（**写真11**））を利用する．

❷ストーマ装具

　皮膚保護材のフランジ（面板）とパウチが一体となっている製品を「ワンピースタイプ」（**写真6**），皮膚保護材の面板にパウチを嵌め込んで使用する製品を「ツーピースタイプ」（**写真7**）と呼ぶ．ワンピースタイプは取り扱いが簡単で短期交換の場合や水様性排泄物に適しており，ツーピースタイプは皮膚保護材とパウチをフランジ（ウェハー）で接合させることにより，皮膚保護材を装着したままパウチのみの交換が可能になっている．

　ストーマからは排泄物だけでなくガスが出てくるので，パウチがガスで膨らみ，漏れの原因になることがある．ガス抜きフィルターが内蔵されているパウチもあり，活性炭などを使用することで防臭機能を持たせたものもある．

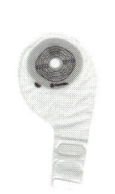

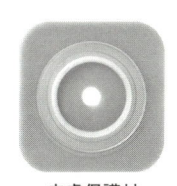

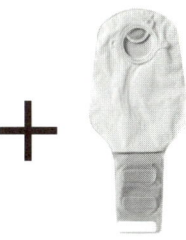

皮膚保護材
（フランジまたはウェハー）　　　パウチ

写真6　ワンピースタイプ　　　写真7　ツーピースタイプ

(提供：コンバテック ジャパン㈱「ストーマケア製品総合カタログ2009-2010」)

Ⅲ．在宅医療の主な症例に必要な医療材料

① ストーマ袋の種類（写真8）

パウチの下部の形状により，開口部から排泄物を処理出来る「ドレインパウチ」，開口部のない「クローズパウチ」がある．クローズパウチの場合，1日に2～3回の交換が必要となるため，排便が安定していて処理回数が少ない場合に使用する．また，入浴や運動など一時的に使用する「ミニパウチ」もある．

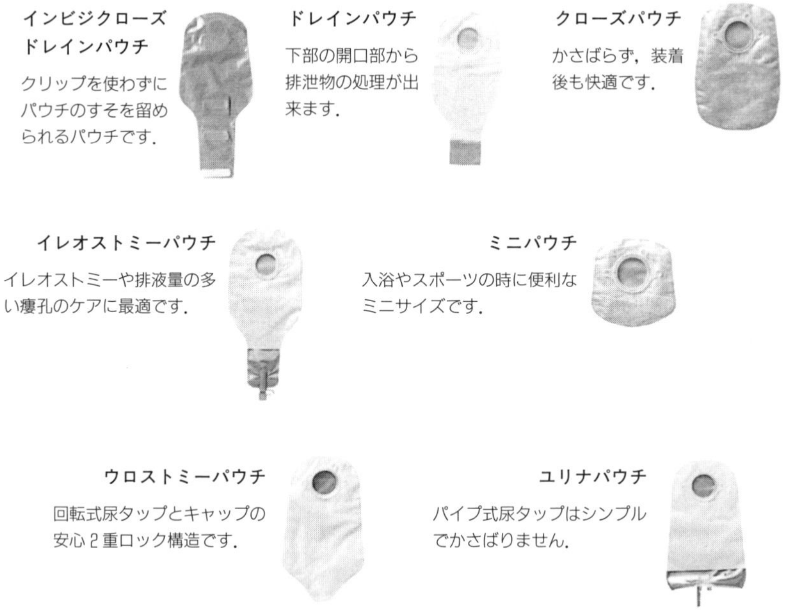

インビジクローズドレインパウチ
クリップを使わずにパウチのすそを留められるパウチです．

ドレインパウチ
下部の開口部から排泄物の処理が出来ます．

クローズパウチ
かさばらず，装着後も快適です．

イレオストミーパウチ
イレオストミーや排液量の多い瘻孔のケアに最適です．

ミニパウチ
入浴やスポーツの時に便利なミニサイズです．

ウロストミーパウチ
回転式尿タップとキャップの安心2重ロック構造です．

ユリナパウチ
パイプ式尿タップはシンプルでかさばりません．

写真8　ストーマ袋の種類

（提供：コンバテック ジャパン㈱「ストーマケア製品総合カタログ2009-2010」）

② ストーマ袋の形状（写真9）

消化器系か尿路系か，コロストミーかイレオストミーか，ストーマの位置は左右どちらかにより，適した形状を選択する．

8．ストーマ（人工肛門・人工膀胱）

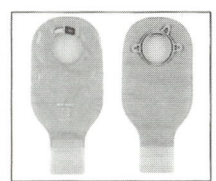

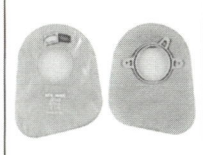

消化器系下部開放型	消化器系下部閉鎖型	消化器系用	尿路系用
・コロストミー 　イレオストミー用 　排出回数の多い方に適しています．	・コロストミー用 　下行結腸，Ｓ状結腸の方で有形便の方に適しています．	・イレオストミー用 　水様性で排出量の多い方に適しています．	・ウロストミー用 　回腸導管，尿管皮膚瘻の方に適しています．

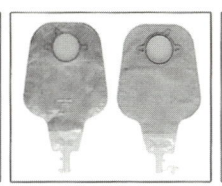

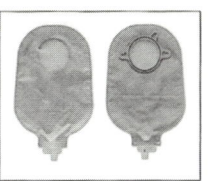

写真9　ストーマ袋の形状

(提供：㈱ホリスター「総合製品カタログ Product Line-Up Vol.5」)

❸灌注排便法（イリゲーション）（写真10）

　ストーマから700～1,000ml の微温湯を注入して腸に刺激を与え，その反射で起こる腸の蠕動運動を利用して一気に排便させる．基本的には24時間ごとに行うことで不定期な排便をなくすことが出来，24～48時間は排便がなくなるので不安感なく過ごすことが出来る．またガスのコントロールも可能になる場合がある．

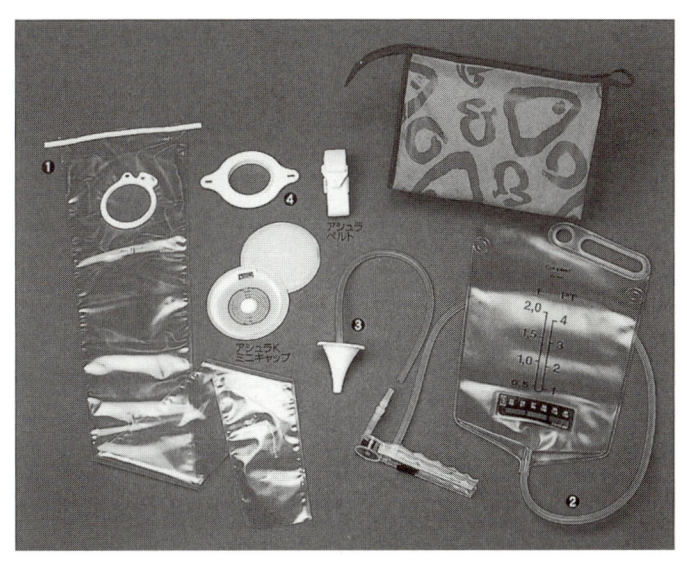

写真10　灌注排便用

(提供：㈱コロプラスト「オストミー製品総合カタログ2009」)

Ⅲ．在宅医療の主な症例に必要な医療材料

　ただし導入にあたっては，コロストミーであること，患者が自分自身で行えること，予後が良好なこと，ストーマ造設前の排便が定期的であったことなどの条件が整うことが必要である．また，イリゲーションを行っていても日常的にはクローズパウチまたはミニパウチの装着が必要となる．

❹アクセサリー（写真11）
　装具の交換をより便利に行う，装具を固定するなど，装具の使い勝手を高めるための各種ケア用品がある．

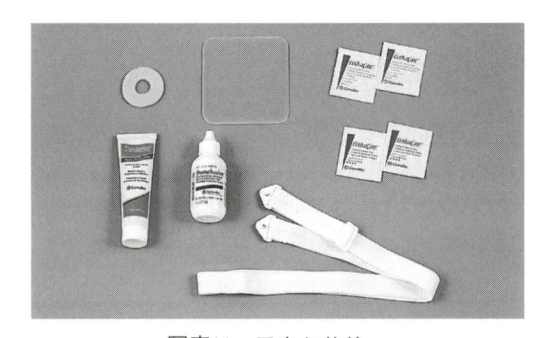

写真11　アクセサリー
(提供：コンバテック ジャパン㈱「ストーマケア製品総合カタログ2009-2010」)

① ペースト（練状皮膚保護材）
　　皮膚保護材（面版）の裏に塗ってストーマ装具の密着性を高める．
② パウダー（粉状皮膚保護材）
　　ストーマと面版の隙間を埋め，排泄物から皮膚を保護する．
③ コンベックスインサート（凸型リング）
　　ストーマに高さがない場合や，ストーマ周囲の皮膚にシワや窪みがある場合，フランジの中に挿入して使用することで，コンベックス（凸面）を補正し，皮膚と装具の密着性を高め，排泄物の漏れを防ぐ．
④ 固定ベルト
　　面版の密着性を高めて，身体の動きによるズレや剥がれを防止する．
⑤ リムーバー
　　ストーマ装具の面版を剥がすときに生じる皮膚の剥離刺激を軽減する．

8．ストーマ（人工肛門・人工膀胱）

⑥ フランジカッター
　皮膚保護材の面板をストーマに合わせてカットするための専用のカッター．
⑦ レッグバッグ
　ウロストミーの場合，睡眠や外出などで尿を長時間処理出来ないときに蓄尿量を増やすために足元に装着する蓄尿袋．
⑧ ナイト・ドレナージパウチ
　ウロストミーの場合の夜間用蓄尿袋．

3　実際の手技内容

❶装具の交換（写真12）

① 装着中の装具を剝がす．ストーマ周囲の皮膚をお湯と石鹸で清拭する．この時，皮膚を強くこすり過ぎないように注意しながら石鹸分が残らないように清拭する．
② ストーマの大きさに合わせてフランジをカットする（カスタムカットのフランジの場合のみ）．
③ ストーマに面板をあてて穴のサイズを確認した後，フランジの皮膚保護材部分の剝離紙を剝がし，ストーマ周囲の皮膚に密着させるように貼る．
④ 貼付した面板にパウチを装着する（ツーピースタイプの場合のみ）．

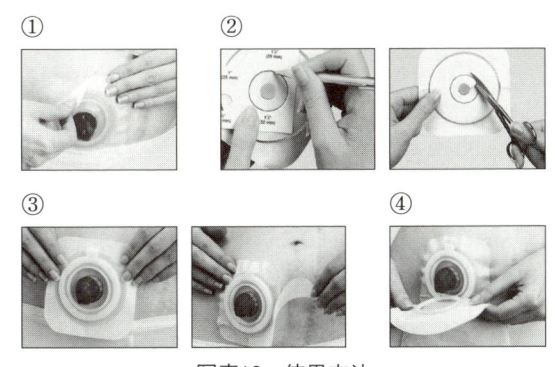

写真12　使用方法

(提供：コンバテック ジャパン㈱「ストーマケア製品総合カタログ2009-2010」)

Ⅲ．在宅医療の主な症例に必要な医療材料

❷ ドレイン部分からの排泄物の処理（**写真13及び14**）

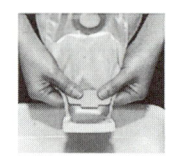

- マジックテープを外し，ストーマ袋の中の排泄物を排出口に向かってしぼり出します．
- 排出口は自然に開きます． 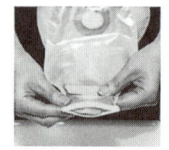
- 排出口を無理に開けずに，排泄物を押し出すようにしぼり出してください． 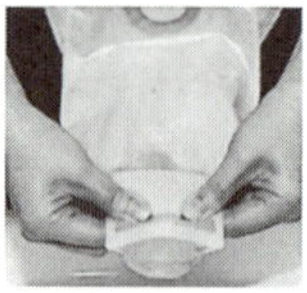
- この部分の排泄物を出来るだけしぼり出すとより閉鎖しやすくなります． 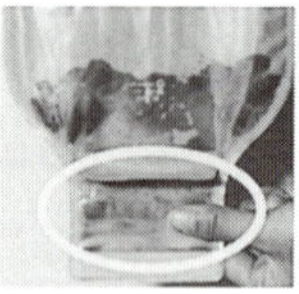
- 排出が終わったら，排出口の板を押さえながら，トイレットペーパー等できれいに拭き取ります． 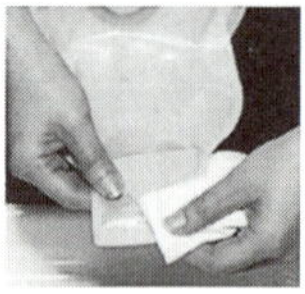

写真13　排出方法

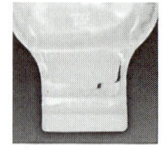

- 拭き取りが終わったら，しっかりと3回手前に巻き上げます．
- 巻き上げ1回目 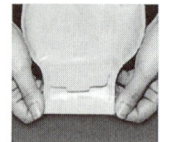
- 巻き上げ2回目 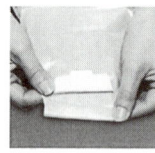
- 巻き上げ3回目
- マジックテープで止めます． 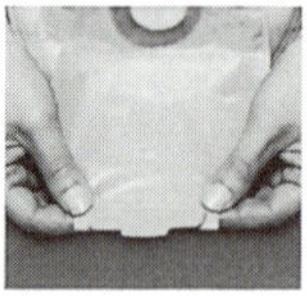

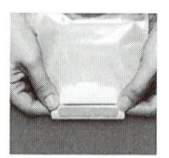

写真14　閉鎖方法

(提供：㈱ホリスター「ダンザック製品カタログ」)

参考

　永久造設のストーマの場合，オストメイトは身体障害者福祉法による身体障害者の認定を受けて身体障害者手帳の交付を受けることが出来る．身体障害者手帳の交付を受けると，使用するストーマ用装具（蓄便袋・蓄尿袋）の給付申請が可能になる．給付額は居住する市区町村によって異なり，前年の所得税に応じて自己負担金が発生するなど全額給付されない場合もある．

(共著：株式会社望星薬局　藤崎玲子/たいとう診療所　大西康史)

9. 膀胱留置カテーテル・膀胱洗浄

膀胱留置カテーテル

1 医療材料が必要となる疾患や病態について

　膀胱より尿道を通じて排尿が困難な状況に対し，持続的にカテーテル（管）を尿道より挿入しバルーン（水風船）にて膀胱内に留置する手技である．適応としては前立腺肥大，膀胱癌等の尿路に器質的な閉塞が見られる時や，脳梗塞後遺症，脊髄損傷，神経難病等による神経因性膀胱などがあげられる．

　その他，寝たきり状態において尾骨，仙骨部の床ずれ（褥瘡），陰部の皮膚障害等により一時的に尿汚染を防ぎたい場合にも用いる場合がある．

　また，脊髄損傷などで，長期間にわたって留置が予測される場合は，腹部に膀胱瘻を造設したり，膀胱の機能を腸にもたせるウロストミー，膀胱より上部の閉塞がある場合には腎瘻等が選択される場合もある（ウロストミーについてはストーマの項P107参照）．ウロストミーを除き無菌的な手技で行い，尿を溜める蓄尿袋（ウロバッグ）を接続し12時間もしくは24時間にて尿を破棄する管理が必要となる．

2 必要となる医療材料

① 膀胱留置カテーテル（特定保険医療材料）
　（構造によって2管一般Ⅰ～Ⅲ，特定Ⅰ～Ⅱと呼ばれる保険点数請求上の区分がある）
② ウロバッグ
③ 滅菌手袋または滅菌セッシ
④ 消毒用綿球3個
⑤ 固定用シリンジ，抜去用シリンジ（固定水の容量）
　（処方：蒸留水，消毒液，キシロカインゼリーまたは滅菌潤滑ゼリー）
最近は次の写真のようにキットになっている場合が多い（**写真1**）．

Ⅲ．在宅医療の主な症例に必要な医療材料

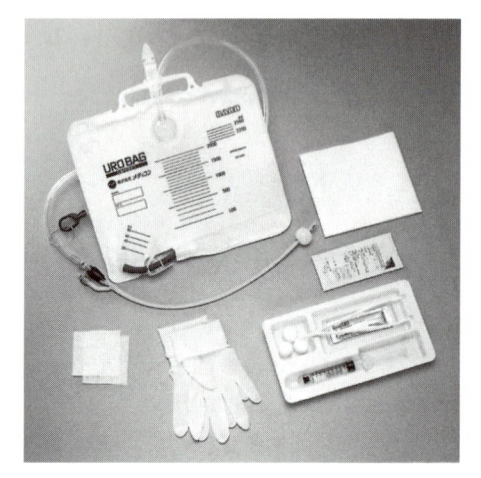

写真Ⅰ　トレイ型閉鎖式導尿システム
（写真：㈱メディコンの許諾を得た上で転載）

3　実際の手技内容

① カテーテルが留置されている場合は抜去用シリンジを用いて抜去する．
② 陰部を石鹸洗浄する．
③ 滅菌手袋を装着もしくは滅菌セッシにて尿道口を中心①〜③の順に消毒する．
④ 無菌的に固定用蒸留水をバルーンの規定量以下でシリンジに吸い上げカテーテルに接続する．
⑤ ウロバッグ，固定用シリンジを接続したカテーテルの先端にキシロカインゼリーまたは滅菌潤滑ゼリーを付ける（キシロカインはショックを起こす症例があり注意が必要）．
⑥ 尿道口に挿入する（女性3〜4cm，男15〜20cm程）．
⑦ 抵抗を確認しながら固定用シリンジを押し，膀胱内にバルーンを留置させ，シリンジを除去する．
⑧ 尿の流出を確認する．
⑨ ウロバッグは上行感染予防のために膀胱より低い位置にて清潔に管理する．

膀胱洗浄・持続膀胱灌流

1 医療材料が必要となる疾患や病態について

　膀胱留置カテーテルを長期間留置する場合，元来無菌である膀胱に感染，閉塞，結石が生じる．それを防ぐ目的で膀胱洗浄・持続的灌流を実施することがある．しかし，現在は定期的に膀胱洗浄・持続的灌流をすることは慢性的な感染，閉塞，結石の予防に関してはエビデンスが低いとされ，あまり行われなくなった．
　現在は泌尿器の術後など出血等による閉塞を防止する目的で行われることが多い．
　また，膀胱洗浄の概念の中には，持続膀胱灌流が含まれる場合もあるため紹介しておきたい．

❶膀胱洗浄
　すでにカテーテルが留置されていることを前提とする．様々な方法がある思うが，極力無菌操作を心がけた，在宅の現場にての一方法として紹介したい．

2 必要となる医療材料（写真2）

① 滅菌カップ
② 50mlカテーテルチップシリンジ
③ 尿廃棄用：尿器，バケツ等
④ 単包装のアルコール綿
⑤ クランプ用のコッヘル
⑥ ディスポーザブルゴム手袋
⑦ 固定用テープ
⑧ 滅菌生理食塩水500cc 開栓式（処方）

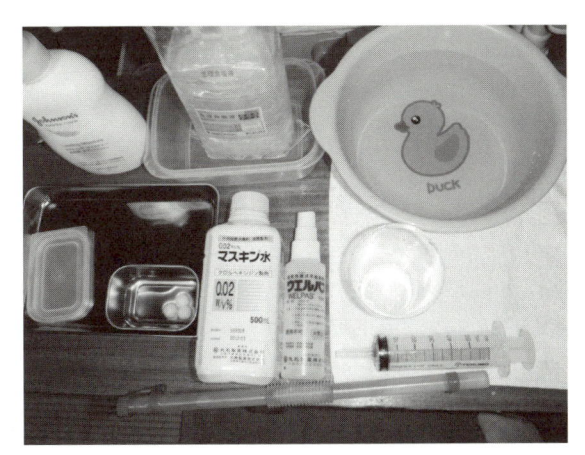

写真2　膀胱洗浄・必要となる医療材料

3 実際の手技内容

① 非滅菌ゴム手袋を装着する．
② あらかじめ体温程度に加温しておいた滅菌生理食塩水を滅菌カップに無菌的に移す（手技途中で温度が下がるため最初は40度程度とする）．
③ 50mlカテーテルチップシリンジを開封しカップ内の生理食塩水を吸い準備しておく．
④ 留置カテーテルの途中をコッヘルにてクランプする（カテーテル損傷予防のためにガーゼやティッシュペーパーなどにて保護しクランプする）．
⑤ 留置カテーテルとウロバッグの接続部を外し，ウロバッグ側にアルコール綿の袋を開封しそのままかぶせ，テープで脱落しないように固定する．
⑥ 留置カテーテル側の先端をアルコール綿で消毒し③で準備したシリンジを接続し，クランプを外す．全て注入したらそのまま吸い出し，再度クランプし，シリンジ内の洗浄済みの液を尿器等に破棄する．
⑦ 洗浄液の性状を見ながら，それが清明になる，または滅菌生理食塩水のある分を用い⑥の手技を繰り返す．
⑧ 留置カテーテル，ウロバッグの両側をアルコール綿で消毒した後，再接続し，しばらくして尿の流出を確認する．

❷持続膀胱灌流

2 必要となる医療材料

① 3WAYの膀胱留置カテーテル（灌流させるためには3WAYが必須条件となる）
② 単包装のアルコール綿
③ 成人用点滴滴下用ルート
④ 点滴台
⑤ 滅菌生理食塩水1,000ml点滴バッグ（処方）

3 実際の手技内容

① すでに3WAYの留置カテーテルならば必要ないが，2WAYならば3

WAYを留置し直す．
② 生理食塩水と点滴ルートを接続し液を満たし，点滴台等に吊り下げる．
③ 3WAY部分に点滴ルートを接続する（この時にウロバッグ内に1,000αの洗浄液が流れるため，基本的にはウロバッグ内の尿を破棄しておく）．
④ 厳格な速度の指定はないが1～2時間にて終了するようにクレンメ，滴下の高さで調節をする．
⑤ 終了したら再度ウロバッグ内の洗浄液を破棄する．尿の1日量からは洗浄液の1,000cc分は差し引いて計算する．

（共著：りんどうリハビリ看護ステーション　青木伸也/たいとう診療所　大西康史）

10. インスリン療法

インスリン注射

1 医療材料が必要となる疾患や病態について

　糖尿病の治療においてインスリン治療は大きな位置を占めている．
　インスリン依存性糖尿病（IDDM）ではインスリン治療は不可欠なものであり，また非インスリン依存性糖尿病（NIDDM）では食事療法，運動療法，経口糖尿病薬での治療に関わらず血糖コントロールが不良な場合，インスリン治療が導入されることになる．
　インスリン治療は自己注射であるため患者にとって負担を要するため，時に導入に拒否的になることもある．しかし将来合併症を防ぐため，血糖コントロールを良好に保つことは重要なことである．また，注射針は年々細いものが開発され，痛みを感じなくなってきていることも患者に伝えるべきであろう．

分類名		一般的な注射のタイミング	持続時間	主なインスリン製剤
超速効型		食直前	3-5時間	ノボラピッド，ヒューマログ
速効型		食前30分	5-8時間	ノボリンR，ヒューマカートR ペンフィルR　他
混合型	超速効型と中間型	食直前	18-24時間	ノボラピッド30ミックス ヒューマログミックス25　他
	速効型と中間型	食後30分	18-24時間	ノボリン30R，ヒューマカート3/7 ペンフィル30R　他
中間型		朝食前または就寝前	18-24時間	ノボリンN，ヒューマカートN ペンフィルN　他
持効型溶解		就寝前または朝食前	約24時間	ランタス

表I　インスリンの種類

10. インスリン療法

〈インスリンの種類（表1）〉
　インスリン製剤には追加分泌補充に使われる速効型・超速効型と，基礎分泌補充に使われる中間型・時効型，そしてこれらの混合製剤がある．

2 必要となる医療材料

① インスリン
　注入器と一体になった注入器一体型キット（写真1）が一般的である．カートリッジ型（写真2）は万年筆型注入器にセッティングして使用する．
② インスリン注入器
　万年筆型注入器（写真3）については対象患者に支給した場合「注入器加算」が算定出来る．
③ 注射針（写真4）
　医療機関が支給した場合は「注入器用注射針加算」がその医療機関で算定出来るが，院外処方により注射針を処方した場合は算定出来ない．
④ アルコール綿
　インスリン注射の際に皮膚を消毒する際に使用する．

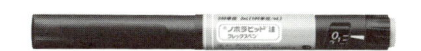

写真1　［注入器一体型キット］
　　　　ノボラピッド®注　フレックスペン

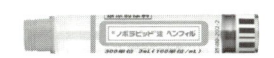

写真2　［カートリッジ］ノボラピッド®注ペンフィル

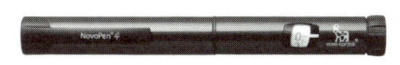

写真3　［万年筆型注入器］
　　　　ノボペン4

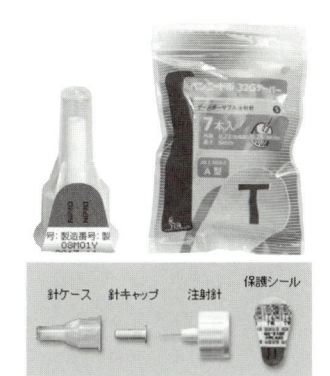

写真4　［注射針］ペンニードル32Gテーパー
（提供：ノボノルディスクファーマ㈱）

Ⅲ．在宅医療の主な症例に必要な医療材料

3 実際の手技内容

① 注射針を注入器に取り付ける（**写真 5**）．

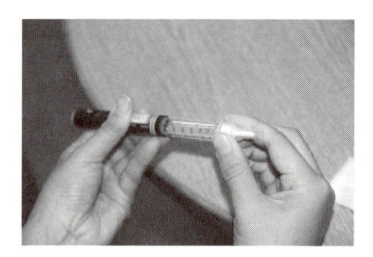

写真 5-a　　　　写真 5-b

② 空打ちを行う（**写真 6**）．
　この空打ちは，カートリッジ内の空気を抜くため，また，注射針がしっかり取り付けられていることや注入器の故障がないことを確認するために行う．

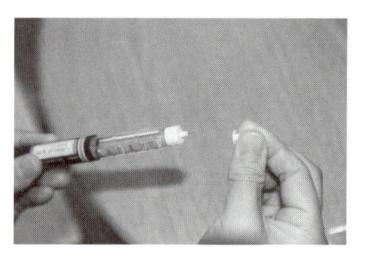

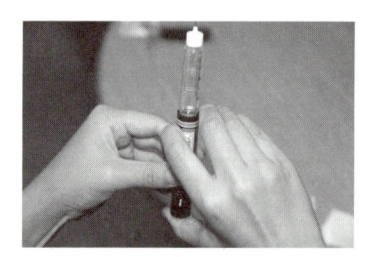

写真 6

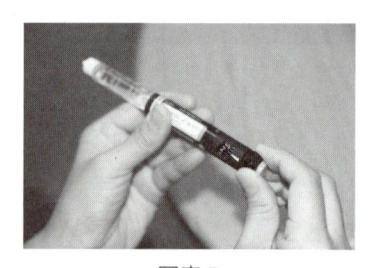

③ 指定のインスリン単位数をセットする（**写真 7**）．

写真 7

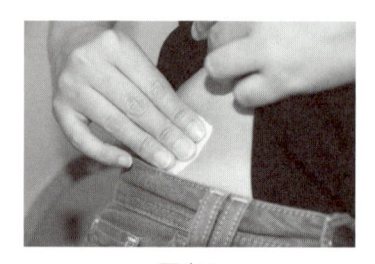

④ 穿刺部位の皮膚をアルコール綿で消毒する（**写真 8**）．

写真 8

⑤ 注射を行う（**写真9**）．
　注射針はしっかり根元まで刺すように注意する．また注入後もしばらくは薬液は注射針の先から出ているため，注射後5秒から10秒間は針を刺した状態で保持しておく．

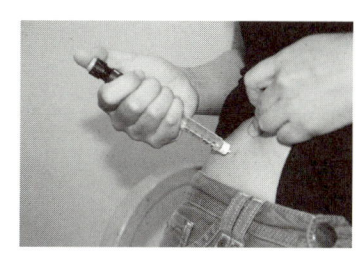

写真9

⑥ 使用した注射針は医療用廃棄物として薬局や医療機関で処理するため，蓋の出来る堅牢なプラ用器等に集めておく（**写真10**）．

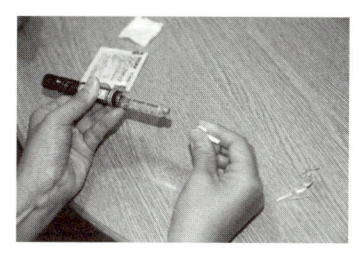

写真10

> 参考

❶ 注射の前に良く混ぜること

　インスリン製剤にはインスリンの結晶があるかないかで透明なものと白く濁っているものがある．白濁したインスリン製剤はプロタミンというタンパク質が入っていて，このプロタミンがインスリンを結晶化している．この結晶は注射の後，体内での吸収に時間がかかるため作用時間が延びることになる．無色透明なインスリンは作用時間が短い速効型や超速効型のインスリンであり，白濁したインスリンは中間型，または中間型インスリンが混ざっている混合製剤である．白濁したインスリン製剤は注射前にしっかり混ぜ合わせないと注射後の体内への吸収速度が不安定となり薬効が期待出来なくなるので注意が必要である．

❷ 注射の場所は少しずつ変えること

　インスリンを注射した後，体内に吸収されて作用を発揮するまでの時間は注射する部位によって異なる．腹部が一番早く，次に腕，臀部，大腿の順に遅くなる．いつも同じ部位に注射していると皮膚が硬化してしまうので，毎回数cmずつずらして注射することが望ましい．

❸ インスリンの保存方法

インスリンの長期保存に最適な環境は、温度が 2〜8℃ で光が当たらない所である。未使用のインスリンカートリッジやインスリン注入器の保管は冷蔵庫の中であるが、温度が低すぎて凍結してしまうとインスリンの性状が変化してしまうので注意が必要である。

使用を開始した注入器は冷蔵庫に出し入れすると結露して故障する場合もあり、常温（室温）で保管する。上記のインスリン保存の最適温度はあくまで長期間保存するときの場合であり、使用を開始したインスリンを使い切るまでの期間程度であれば常温でも問題はない。

血糖自己測定

1 医療材料が必要となる疾患や病態について

インスリン治療を行っている患者のうち血糖値の変動が大きいものについては保険適用となる。それ以外は保険適用はない。

2 必要となる医療材料（写真11）

① 血糖自己測定器
　上記のように血糖自己測定が保険適応の場合は「血糖自己測定器加算」が算定可能であり、この所定点数内で患者に支給出来る。
② 固定化酵素電極（バイオセンサー）
　「血糖自己測定器加算」内で患者に支給出来る。
③ 穿刺器
　「血糖自己測定器加算」内で患者に支給出来る。
④ 穿刺針
　「血糖自己測定器加算」内で患者に支給出来る。
⑤ アルコール綿
　血糖自己測定時の血液採取の際に皮膚を消毒する際に使用する。

10. インスリン療法

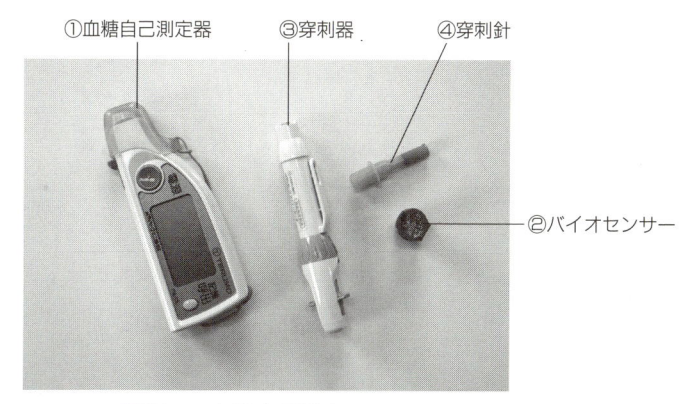

①血糖自己測定器　③穿刺器　④穿刺針
②バイオセンサー

写真11　血糖自己測定セット

「血糖自己測定器加算」は1ヶ月当たりの血糖測定回数により診療報酬が異なる（表2）．

測定回数	点数
月20回以上測定する場合	400点
月40回以上測定する場合	580点
月60回以上測定する場合	860点
月80回以上測定する場合	1,140点
月100回以上測定する場合	1,320点
月120回以上測定する場合	1,500点

表2

3 実際の手技内容

① 穿刺針を穿刺器に取り付ける（**写真12**）．
② 所定の方法で血液採取のための穿刺の準備を行う．

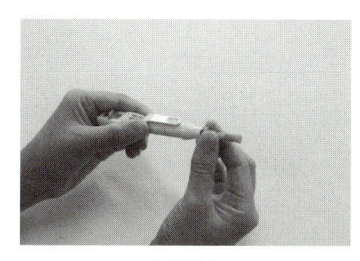

写真12

Ⅲ. 在宅医療の主な症例に必要な医療材料

③ 固定化酵素電極（バイオセンサー）を血糖自己測定器に取り付ける（**写真13**）．

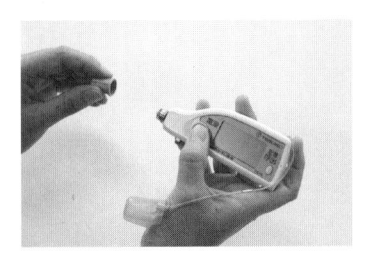

写真13

④ 穿刺部位の皮膚をアルコール綿で消毒する（**写真14**）．

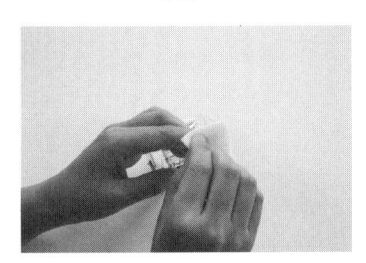

写真14

⑤ 良くアルコールを乾かしてから穿刺する（**写真15**）．

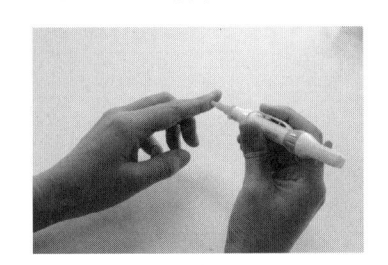

写真15

⑥ 血液をバイオセンサーの所定の部位より吸い上げて測定を行う（**写真16**）．

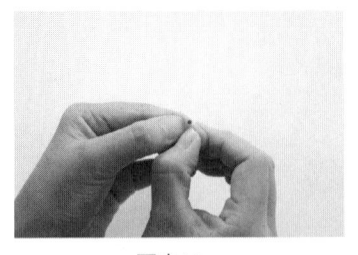

写真16-a

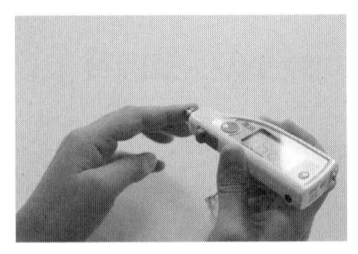

写真16-b

⑦ 使用した穿刺針，バイオセンサーは医療用廃棄物として薬局や医療機関で処

10. インスリン療法

理するため，蓋の出来る堅牢なプラ用器等に集めておく．

(著：たいとう診療所　大西康史)

III. 在宅医療の主な症例に必要な医療材料

11. ネブライザー（吸入器）

1 医療材料が必要となる疾患や病態について

　ジェット式ネブライザー（**写真1**）と超音波式ネブライザー（**写真2**）の2種類がある．ジェット式ネブライザーは圧縮空気で霧を発生させるタイプで音が大きく重量もあり，携帯には不向きである．超音波式ネブライザーは超音波の振動子により薬液を霧状にするタイプで，霧の粒子が細かい．軽量化が進み携帯に便利である．

　以下のような場合にネブライザーが使用されている．

① 気管支喘息などの慢性呼吸器疾患があり，気管支拡張剤等の吸入が必要な場合．

② 慢性呼吸器疾患などで喀痰が多いにも関わらず喀痰の性状が粘調で喀出が困難な場合．

③ MDI（定量噴霧器）が上手く使用出来ない乳幼児や高齢者．

2 必要となる医療材料

① ネブライザー

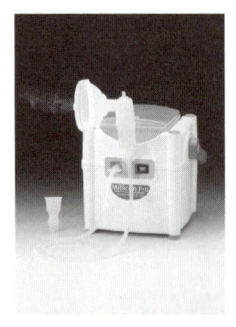

写真1　ジェット式ネブライザー
（提供：新鋭工業㈱）

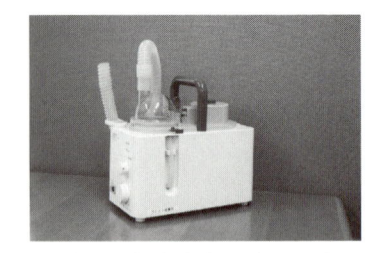

写真2　超音波式ネブライザー

② 薬液

　気管支拡張剤や去痰剤を生理食塩水や滅菌蒸留水で希釈して1回量とするこ

とが多い．1回の用量や使用頻度は医師の指示に基づいて行う．薬液を混入せず滅菌蒸留水のみで吸入を行う場合は，自費で購入することになる．

3 実際の手技内容

① 薬液を所定の箇所に入れて電源を入れる．
② 薬液が噴霧されているのを確認し，吸入を開始する．
③ 薬液がなくなったら電源を切って終了する．

参考 ネブライザーの消毒などの管理について

① ネブライザーの洗浄と消毒は，少なくとも24時間ごとに行う．
② 超音波式ネブライザーの蛇管や薬液カップの消毒は，0.01％次亜塩素酸ナトリウム液に1時間以上浸漬して行う．
③ ジェット式ネブライザーの消毒は，熱水浸漬（65℃・2分間以上，70℃・30秒間以上，80℃・5秒間以上）などで行う．

（著：たいとう診療所　大西康史）

III. 在宅医療の主な症例に必要な医療材料

CAPD療法（連続的携行式腹膜透析）

1 透析療法の現状

❶血液透析とCAPD

　CAPDは1920年にその原型が考案され，様々な改良が施され，わが国でも1983年に保険適応となった．現在，わが国の透析人口は約27万人と年々増加の傾向にあるものの，そのうち腹膜透析が占める割合は約3％程度にしか過ぎない．『社会復帰のための透析方法』と提唱されながらも，その程度であり，日本では約1万人弱の患者しか存在しない．ところがヨーロッパの多くの国では透析療法では約10～20％が腹膜透析を選択されており，アジア諸国でも同様の頻度であった．

　わが国で透析を受けている患者のおよそ60％が65歳以上であり，また平均年齢も年々増加している．つまり，透析医療自体が高齢者が中心となった医療になりつつある．

❷介護保険と透析患者

　介護保険の導入により，様々な問題も起きている．透析療法を受けている患者の介護度は『要介護1』が多く，患者の多くが『通院乗降介助』を利用している．週3回の血液透析のための通院には重要なサービスであり，介護度が落ちた場合は自費でカバーしなければならなくなり，悲惨な状況となる．PD（腹膜透析）では月に1～2回の通院であり，それほど深刻な問題にならない．加えてこのサービスは居宅サービスであり，介護保険施設の入所者は利用不可能である．

　現状で，透析患者の高齢化が進む中でCAPDの占める役割はどうなのか再認識する必要性があるかもしれない．

2 CAPDとは？

❶CAPDの簡単な原理（図1）

　CAPDはcontinuous（連続的）ambulatory（携行式）peritoneal（腹膜）dialysis（透析）の略語である．

　お腹の中は『腹膜』という半透膜で覆われており，一つの袋のような状態になっ

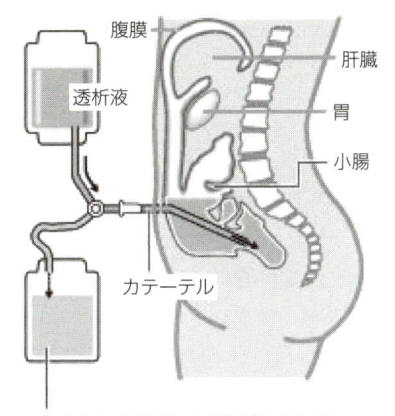

CAPD療法（連続的携行式腹膜透析）

図1　腹膜透析の原理
(提供：㈱シナジー「Transplant Communication」ホームページ)

ている．

　そこで腹腔内に透析液を注入し，腹膜を透析膜として利用して透析を行う方法を腹膜透析という．

　腹腔内に注入した透析液と腹膜の毛細血管内の血液との間に生じる溶質濃度勾配，及び浸透圧較差によって，溶質除去と除水を行う．

　CAPDでは透析液を1日4回交換する．時間は患者のライフスタイルに合わせて，ある程度自由に設定出来る．起床時，昼食後，夕食前，就眠前で合わせる事が多い．

　イメージとしては腹腔内に透析液が存在する限り，血液を常に浄化する．1日24時間，連続的に停まることなく透析を続けるわけである．血液透析のように，週に3回の3～4時間の短時間で溶質と水分除去を行うわけではない．HD (Hemodialysis：血液透析) のダイアライザー（透析システム）の代わりに自分の腹膜が，血液から老廃物を取り出すフィルターの役割を果たしているのである．

❷腹膜透析の種類

① CAPD
② APD (automated peritoneal dialysis)

> i．CCPD（continuous cyclic peritoneal dialysis）
>   a．type I
>   b．type II
> ii．NPD（nightly peritoneal dialysis）
> iii．TPD（tidal peritoneal dialysis）

患者の QOL（生活の質）改善を目的に，CAPD を改良した APD が開発された．要するにサイクラー（自動腹膜灌流装置）（**写真 1**）によって透析液を自動交換する変法である．

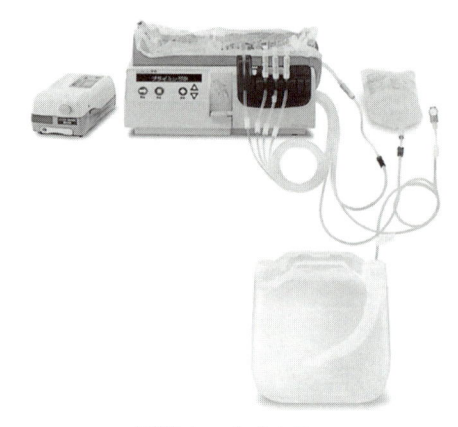

写真1　サイクラー

(i)　CCPD

夜間 8〜10 時間にサイクラーを使用して 3〜5 回の注排液を行い，最終的に腹腔内に透析液を貯留した状態で昼間を過ごす（a．type I）透析方法である．溶質除去は十分行われるが，日中にブドウ糖の吸収が行われてしまい，除水が十分に行われなくなる可能性が高い．b．type II は，CAPD と同様に日中にバッグ交換を行う方法である．

(ii)　NPD

夜間 8〜10 時間にサイクラーを使用して 3〜5 回の注排液を行い，排液を終了時に行って日中は透析液を貯留しない方法である．透析不足が起きる可能性が高く，体格が小さいか，残存腎機能が保たれている場合の適応である．

(iii) TPD

夜間8～10時間にサイクラーを使用して，初回注入量の約半分だけを頻回に交換する．透析効率は高いが，大量のバッグを必要とする．

現在のシステムでは腹膜透析導入時にCAPDとAPDの比率は，55％：45％程度になってきている．

❸腹膜透析のシステム構成
① カテーテル

透析液の出し入れをするために専用のカテーテルを20～30分ほどの手術によって腹腔内に埋め込む．局所麻酔あるいは脊髄麻酔，硬膜外麻酔のもとに臍下から腹膜にアプローチして小切開を加え，カテーテルの先端部を腹腔内の最下部のダグラス窩に留置されるようにする．

なお，カテーテルが体の外に出る部分は30cm弱であり，半永久的に使うためにカテーテル出口部及び周囲の感染予防に注意し，カテーテル出口部の消毒を毎日行い，清潔に保つ必要がある．

② 透析液

透析液については後述する．腹膜透析液にはブドウ糖・ナトリウム・マグネシウム・カルシウム・乳酸が含まれており，体内の電解質のバランスを補正する．

透析液バッグの素材も人体に影響が少なく，環境にもやさしい素材であるポリプロピレン（PP）が使用されている．

③ 接続方法

CAPDカテーテルと接続チューブ，透析液バッグにはシステムによって様々な接続方法があるため注意が必要である．開発にともない，腹膜炎の発症予防のために様々な工夫がされており，また高齢者や視力障害者，手の運動障害者にはバッグの付け替えと殺菌を自動的に行う小型のバッグ交換器も開発されている．

④ その他

さらに必要な器材としては，透析液の加温器，バッグをさげるスタンドや注排液の量をチェックする秤などが必要となる．

❹透析液の交換手技

透析液を腹腔から排液し，新しい透析液を入れることを「バッグ交換」と呼ぶ．

通常1日4回，1回の交換時間は個人差はあるが注排液でおよそ30分はかかる．

バッグと腹腔は外気に触れることなく（閉鎖回路システム）自然の落差を利用してバッグ交換を行う．排液バッグを腹腔より低くして腹腔に貯留した透析液を排液バッグに取り出し，注入時は新しい透析液バッグを高い位置に置き，腹腔内に注入する（図2）．

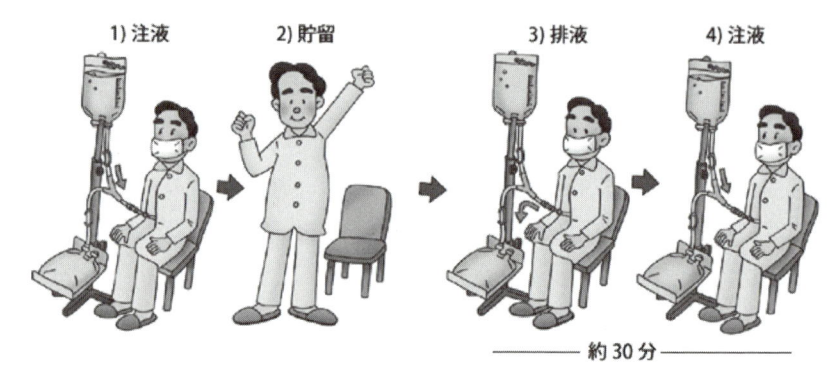

図2　ツインバッグシステム
(提供：テルモ㈱)

なお，バッグ交換時に不潔操作を行うと腹膜炎を起こすことがあり，交換手技には注意が必要となる．

3 腹膜透析液

❶透析液の組成

① 弱酸性透析液

細胞外液の成分に近い．開発当時は弱酸性で浸透圧物質としてブドウ糖が含まれており，糖濃度が違う透析液が用意されている．これによって体内の水分の除水量を調節する．

② 中性透析液

高濃度の糖分は腹膜中皮細胞を傷めることが明らかになってきたために，2000年頃より中性透析液が使用されることが多くなった．また，さらにカルシウム濃度が異なる透析液も開発された．

③ イコデキストリン透析液

ブドウ糖濃度を上げても夜間就眠後などは長時間透析液を貯留する関係上，限

外濾過量が低下し，除水不十分になってしまうことが多い．そのため，ブドウ糖を含まないグルコースポリマーの透析液が発明された．これによって除水不足の問題がかなり解決され，また APD 導入の推進に一役買っている．現状では，腹膜透析導入時に APD で導入する頻度が60％まで伸びてきている．

❷PD システム

B 社の CAPD システムの一覧表（**表1**）である．

		接続方法	接続チューブ	セット（注・排液時に必要な製品）	対応透析液	交換キット	システム掲載ページ
CAPDシステム	ツインバッグ	手動			排液	CAPDミニキャップキット	14
		自動(UV)			排液	UVフラッシュディスコネクトキット	15
	ディスコネクトY	手動		排液	ルアー式(システムⅡ)	CAPDミニキャップキット	16
				排液	スパイク式		16
		自動(UV)		排液	スパイク式	UVフラッシュディスコネクトキット	17
	スタンダード	手動			スパイク式	CAPDバッグ交換キット	18
		自動(UV)			スパイク式	UVフラッシュバッグ交換キット	

	接続方法	接続チューブ	セット（注・排液時に必要な製品）	対応透析液	交換キット	システム掲載ページ
APDシステム	手動		排液	スパイク式	CAPDミニキャップキット	20〜22
			排液	ルアー式(システムⅡ)		
	自動(UV)		排液	スパイク式	UVフラッシュディスコネクトキット	

表1　腹膜透析システム一覧

(提供：バクスター㈱「腹膜透析製品総合カタログ」)

III. 在宅医療の主な症例に必要な医療材料

バッグ交換を手動で行うか，また接続する際に滅菌処置を行えるUVフラッシュシステムを使うかで細分化され，さらに交換キットも異なってくる．APDについても同様である．

次の写真は，外来受診の頻度を月に1回とした場合の腹膜透析施行中の患者に配送される1ヶ月分の透析バッグの量である（**写真2及び3**）．

写真2　処方せんの一例

4　PDファースト（腹膜透析を先に選択する）

わが国では前述のように透析療法の第一選択といえば，久しく血液透析が選ばれてきている．しかし果たしてそれが正解といえるのだろうか？十分なインフォームド・コンセントを行えばまだまだ腹膜透析が選ばれる余地はあるように思える．

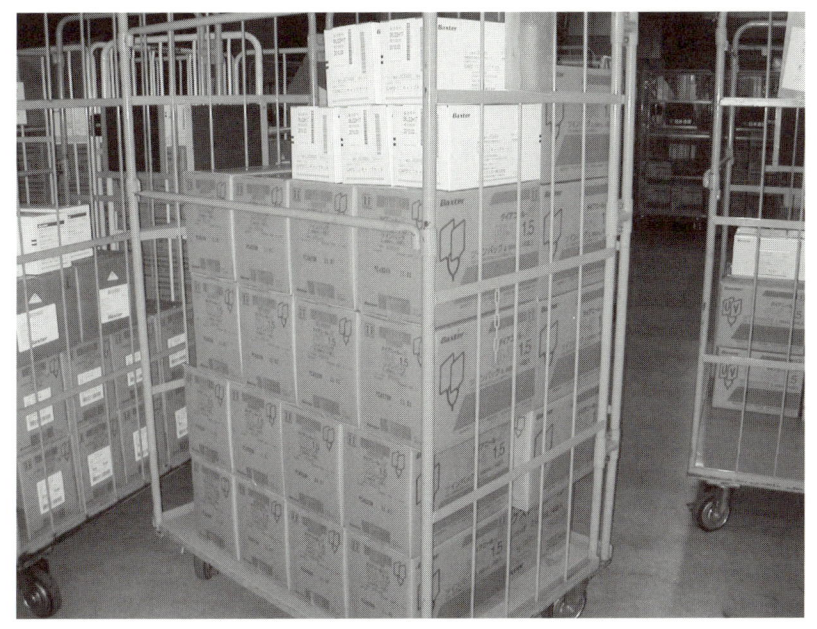

CAPD療法（連続的携行式腹膜透析）

写真3　患者に配送される1ヶ月分の透析バッグ

❶残存腎機能（RRF：residual renal function）
　わかりやすく言えば，残っている腎臓の働きの事を「残存腎機能」という．つまり尿量を保つこととほぼ同じ意味と考えて良い．
　透析導入後の腎機能（残存腎機能）はあまり注目を集めてはいなかった．しかし，1990年代後半になると次第に残存腎機能が保たれているほど心血管障害の発症が少ない，ということが明らかになってきた．つまり透析患者の生命予後に残存腎機能が大きく関与していることがわかってきた．

❷腹膜透析と血液透析の残存腎機能は？
　血液透析では早々と残存腎機能が消失する．わかりやすく言えば，透析導入とともに尿量が減少していき，やがて尿量はゼロに近づく．一方，腹膜透析では残存腎機能が長期間保たれることが特色の一つになっている．残存腎機能の保持には，腹膜透析が優れた透析方法といえる．

❸「PD ファースト」とは？

　血液透析か，腹膜透析か？この2つを選択する，という考え方ではなく，両者の組み合わせで透析患者の長期予後を改善することが可能である．

　元来，慢性腎不全保存期の透析導入前の患者は，『残存腎機能』で自分の身体保持を行っている訳で，それでカバーしきれなくなると透析療法を導入する事になる．つまり，『本来の腎機能で不足している部分を透析療法で補う』という考え方が出来る．

　そこで，透析療法はまず腹膜透析から始め（PDファースト），出来るだけ尿量を保ち，尿量が減少し腎機能が減ってきたら，透析量を増やすための治療を考えれば良い．

　具体的には腹膜透析と血液透析を組み合わせたり，あるいは完全に血液透析に移行をするわけである．

　わが国は，腹膜透析と血液透析の併用療法は世界に先駆けての取り組みが行われており，今後も良い成績が出ることが期待されている．そしてこのように，長期的な視点で透析療法を捉え，まず腹膜透析を選択する方法を「PDファースト」という．

5　高齢者のPD（Perioneal dialysis）

　高齢者のPD療法は，その治療方法の性質から高齢者に適したものだと提唱されている．海外でも，まずPDを導入し，その後にHDに切り替えるPDファーストの方法が予後が良いという報告がある．

❶negative selection としての PD

　1984年に保険適用となって以来，PD療法は社会復帰を目的とした少年から壮年への透析療法として注目を集めてきた．PD患者の平均年齢が約58歳であることに対して，血液透析患者の平均年齢が約64歳であることからも，適応とされた対象年齢層が明確である．

　しかしながら，在宅医療が注目を集める中でより負担の少ないPD療法にスポットが当たるのも無理はないと思われる．

❷ 高齢者の PD 療法の予後に与える因子

　高齢者が PD 療法を行うにあたり重要な点は，『合併症が少なく，バッグ交換が自分で行える事』である．これまでは大規模な調査が行われていなかったが，身体や精神心理，家庭，社会的側面からの検討を加えたところ，CRP・BMI*は生命予後に影響を与えることもわかってきた．血清アルブミン値や貧血は明らかな関連性は認められなかった．

　ただ一般的に高齢者の生命予後は年齢によるものが大きく，介護者の役割や患者の治療目標が様々であるため，画一的な理解は困難である．

　しかしながら，本人の治療に対する意欲や姿勢が生命予後に大きな影響を与えることは間違いなく，医療者が危惧する『バッグ交換の稚拙さゆえの合併症の発生』はさほど予後に対して影響はないようであることがわかった．逆にこの医療者の姿勢が PD 療法を広げるにあたっての障壁になる可能性が高い．

*CRP・BMI
　血液検査での炎症反応の指標である CRP と肥満度を表す BMI．

6　PD とスタッフ

　安定した PD 療法を継続していくためには，医師をはじめとしたコ・メディカル（CO・MEDICAL）とのチームワークは欠かせない．中でも看護師の役割は重要であり，介護保険導入後では社会資源の活用をはじめとしたコーディネートは重要である．

①　医師
②　看護師
③　クリニカル・コーディネーター
④　MSW（メディカル・ソーシャル・ワーカー）
⑤　製薬会社
⑥　薬剤師

　ここでいうクリニカル・コーディネーターがケアマネージャーであることが在宅医療を行う上では望ましいが，残念ながらそこまでのスキルを持ち合わせたケ

アマネージャーはいない場合が多い．したがってここでいうクリニカル・コーディネーターは，⑤の製薬会社に在籍する看護師が担うことが現時点では多い．

ただし，PD療法導入時から在宅支援が必要な場合は無論，その地域に密着している②の看護師が家庭訪問を行うなど積極的な支援が欠かせない．同様に導入後に在宅支援が必要となるケースを想定して，介護申請をあらかじめ行うなど計画的及び総合的な支援も必要になる．この場合も地域性を鑑みて，②の看護師が関わっていく必要があるだろう．

昨今ではSMAP*療法導入によって，サテライト透析施設，また無床診療所でもPD療法の導入が行われるようになってきている．その展望としての看護師の役割はかなり重要になってきていると言える．

残念ながらここまでの時点で薬剤師が積極的に関わってくる状況がなかなか思い浮かべることが出来ないのがPD療法における現状かもしれない．

*SMAP：Stepwise initiation of PD using Mocrief And Popovich technique
　MocriefとPopovichが提唱したPD療法の段階的導入方法．カテーテル留置術の際に従来と異なり出口部を作成せず，皮下に埋没したまま完全に閉鎖しておく．術後に手術創の治癒機転が十分に進んだ時期に，出口部を作成してPD療法を開始すること．

7 配送システム

ある製薬会社が取っているCAPD用品の配送システムである．院内，院外処方せんを使用する2つのケース（図3及び4）をあげてみたが，いずれも製薬会社が関係者に数量を報告する方式を採っている．こうすることによって，在庫が患者のみに頼る曖昧さから解放され，かなり正確に把握することが出来る．また一目瞭然ではあるが，患者は透析液バッグやシステム等を持ち帰ることなく，自宅まで配送されることが理解出来る．

薬局は受け取った処方を確認し，納品の指示を行う．それを製薬会社が受け取り，患者宅に物品を送り届ける．FAXしてから大体2日以内には配送が完了することが多い．

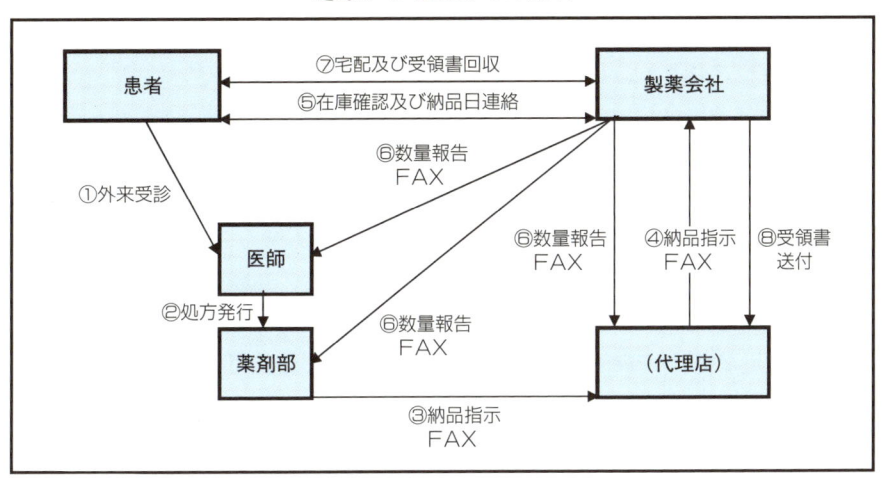

CAPD療法（連続的携行式腹膜透析）

処方から宅配までの流れ

図3　院内の場合

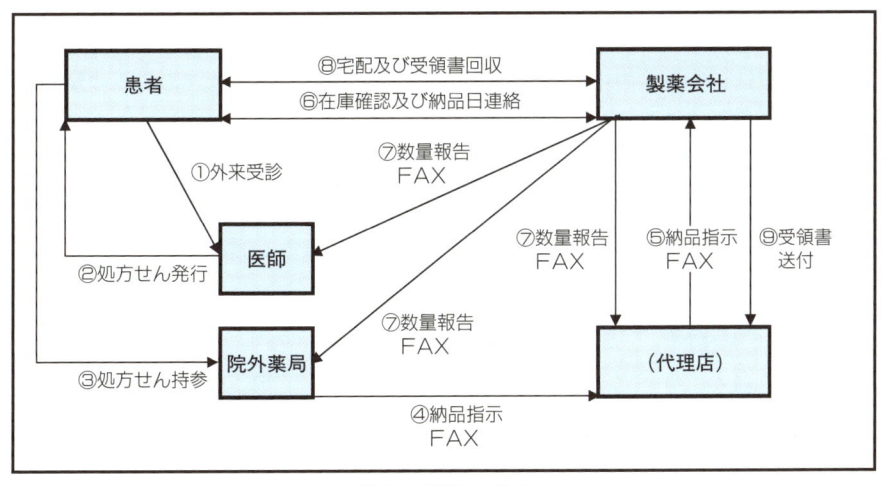

図4　院外の場合

❶薬局との関わり

　一般に薬局が院外処方せんを受け取り，薬剤を患者に渡した場合，内服薬のみだと

① **調剤基本料＋調剤料（＋調剤料加算）**

②　薬学管理料（薬剤服用歴管理指導料30点＋薬剤情報提供料15点等）

この2つが算定出来る．CAPDのバッグ処方が入ると，さらに①に注射薬加算の26点がプラスされる．

②を算定する場合，

『トラックに乗り込み，梱包を開けて一つ一つを検品する』ことが必要になるかもしれない．実際，施行することは非現実的とも思われるし，どれくらいの薬局が施行しているかは不明である．しかしながらただ処方せんをFAXし，調剤報酬を受け取るだけでは猛省すべきであろう．地域と接し，知識を持ち，情報提供を行い，患者に役立てるようなサービスを提供するように心がけるべきである．

なお，蛇足だがCAPD患者が在宅で訪問診療もしくは訪問看護が必要となった場合は，

③　在宅患者訪問薬剤管理指導料500点/回

が算定出来るが，主治医からの訪問指示が必要である．

❷薬剤師が持つ可能性

現状の配送システムの中で院外処方せんを受け取った薬局はどのように関わっていけば良いのであろうか．衛生物品の管理などがまずは考えられるであろう．CAPDがドロップアウトしてしまう原因が，腹膜炎やカテーテル出口部の感染などであり，継続管理の上で障害になる合併症がある．その辺りを薬理学的な知識を持ち合わせた薬剤師が関わっていくことが重要であると思われる．

❸配送システムの今後

患者1人の1ヶ月分のバッグの量を見ていただけたと思うが，あの量を薬局が在庫管理するのはかなりの負担になる．患者の状態によっては除水量を上げるために，透析液の濃度を上げて医師が処方することがある．腹膜機能を損なうために，それほど頻回に濃度の高い透析液は使用されるわけではないがストックしておかねばならない．

患者数が増えたり，CAPDシステムが異なる患者が来れば，それだけで在庫を増やせねばならず，単独の管理は困難であろう．やはりこれからも現状の配送システムを利用せざるを得ないと考える．

8 PDラスト

　『PDラスト』という考え方がある．高齢者は生理学的機能が低下していることが多く，また一つ以上の何らかの合併症を有するケースが多い．血液透析よりも身体的負担が少ないCAPDこそ選択されるべきかもしれない．

　在宅医療を推進するにあたり，透析を受けている患者が住み慣れた自宅で最後を迎えるために，血液透析から腹膜透析を変更したりする事も無理のない選択肢かもしれない．

　無論，在宅血液透析が保険適用されている現在，それも一つの選択肢ではある．CAPDが広まらない原因は

① 血液透析の技術が向上して生存率が大幅に高まった．
② 腹膜透析の知識や経験のある医師が少ない．
③ カテーテルを腹部に挿入，固定させる手術を行う病院が限られる．

があげられる．ただこれらは我々在宅医療に関わる医師を含め，コ・メディカル（CO・MEDICAL）が協力をしていけば解決に一歩でも近づける可能性を秘めている．

　透析患者がまだまだ増加を続けている昨今，「PDラスト」という考えをもう一度良く考えねばならない時代がもうすぐそこに来ているのである．

（著：横山医院　横山健一）

主要メーカーリスト

(五十音順)

項目	使用する主な医療材料	主要メーカー
気管切開	気管カニューレ	㈱高研
	気管切開チューブ	㈱インターメドジャパン，クリエートメディック㈱，スミスメディカル・ジャパン㈱，泉工医科工業㈱，㈱トップ，富士システムズ㈱
在宅成分栄養経管栄養療法	経鼻用栄養カテーテル	アトムメディカル㈱，ゼオンメディカル㈱
	交換用胃瘻カテーテル	オリンパス㈱，クリエートメディック㈱，富士システムズ㈱
	減圧チューブ	アボットジャパン㈱
	カテーテルチップ等	㈱トップ，テルモ㈱，日本シャーウッド㈱，ニプロ㈱
	注入ポンプ	日本シャーウッド㈱，フレゼニウスカービジャパン㈱
	ポンプ用チューブセット	日本シャーウッド㈱，フレゼニウスカービジャパン㈱
	栄養ボトル	㈱ジェイ・エム・エス，㈱トップ，ニプロ㈱
在宅末梢静脈注射	翼状針	㈱ジェイ・エム・エス，テルモ㈱，㈱トップ，ニプロ㈱，ハナコメディカル㈱
	留置針	㈱ジェイ・エム・エス，テルモ㈱，㈱トップ，ニプロ㈱，日本ベクトン・ディッキンソン㈱，ミサワ医科工業㈱
	輸液セット	テルモ㈱，ニプロ㈱
	三方活栓付き延長チューブ	フォルテ グロウ メディカル㈱
在宅中心静脈栄養療法	中心静脈カテーテルキット	テルモ㈱，ニプロ㈱
	ポンプ用チューブセット	テルモ㈱，ニプロ㈱
	在宅中心静脈栄養輸液セットフーバー針	ニプロ㈱
	輸液セット	川澄化学工業㈱，㈱ジェイ・エム・エス，テルモ㈱，㈱トップ，ニプロ㈱，日本シャーウッド㈱，フォルテ グロウ メディカル㈱

	高カロリー輸液バッグ	川澄化学工業㈱，テルモ㈱，ニプロ㈱
	注入ポンプ	テルモ㈱，ニプロ㈱
	携帯型ディスポーザブル注入器	㈱ジェイ・エム・エス，テルモ㈱，大研医器㈱，バクスター㈱
褥瘡（ドレッシング材）	ハイドロコロイド	コンバテック ジャパン㈱，スリーエムヘルスケア㈱，㈱ベルモント，㈱吉田製作所
	ハイドロジェル	コンバテック ジャパン㈱，ジョンソン・エンド・ジョンソン㈱，スミス・アンド・ネフュー ウンドマネジメント㈱，㈱竹虎，日本シグマックス㈱
	アルギン塩酸	アルケア㈱，㈱クラレ，コンバテック ジャパン㈱，㈱メディコン
	キチン	㈱ユニチカ
	ハイドロポリマー	コンバテック ジャパン㈱，ジョンソン・エンド・ジョンソン㈱
	ポリウレタンフォーム	スミス・アンド・ネフュー ウンドマネジメント㈱，スリーエムヘルスケア㈱
	ポリウレタンフィルム	ジョンソン・エンド・ジョンソン㈱，スミス・アンド・ネフュー ウンドマネジメント㈱，スリーエムヘルスケア㈱
吸引	吸引器	アイ・エム・アイ㈱，アコマ医科工業㈱，河西医療電気製作所㈱ 泉工医科工業㈱，フジ・アールシー㈱
	吸引カテーテル	㈱ジェイ・エム・エス，テルモ㈱，㈱トップ，ニプロ㈱
在宅酸素療法	酸素濃縮器	㈱小池メディカル，しなのエア・ウォーター㈱，タカイ医科工業㈱，帝人㈱，日本特殊陶業㈱，フクダ電子㈱
	酸素ボンベ	大陽日酸㈱，日本メガケア㈱
	酸素チューブ	スミスメディカル・ジャパン㈱，日本特殊陶業㈱，フォルテ グロウ メディカル㈱，
	カヌラ	㈱八光

	酸素マスク	アリージャンス㈱，㈱インターメドジャパン，スミスメディカル・ジャパン㈱，タカイ医科工業㈱，日本特殊陶業㈱，㈱八光，村中医療器㈱
ストーマケア	皮膚保護材 パウチ アクセサリー	㈱エム・ピー・アイ，㈱コロプラスト，コンバテック ジャパン㈱，㈱ホリスター
膀胱留置カテーテル	膀胱留置用ディスポーザブルカテーテル	㈱ジェイ・エム・エス，テルモ・ビーエスエヌ㈱，富士システムズ㈱
	ウロバッグ	㈱コロプラスト，㈱メディコン
膀胱洗浄	50mlカテーテルチップシリンジ	テルモ㈱
持続膀胱灌流	3WAY膀胱留置カテーテル	クリエートメディック㈱，富士システムズ㈱，㈱メディコン
インスリン療法	注入器一体型キット	ノボノルディスクファーマ㈱，日本イーライリリー㈱
	万年筆型カートリッジ製剤	ノボノルディスクファーマ㈱，日本イーライリリー㈱
	万年筆型インスリン注入器	ノボノルディスクファーマ㈱，日本イーライリリー㈱
	ペンニードル	テルモ㈱，ノボノルディスクファーマ㈱，日本ベクトン・ディッキンソン㈱
血糖自己測定	血糖自己測定器	アークレイ㈱，アボットジャパン㈱，三和化学㈱，ジョンソン・エンド・ジョンソン㈱，テルモ㈱，ニプロ㈱，バイエル薬品㈱，ロシュ・ダイアグノスティックス㈱
ネブライザー	ジェット式ネブライザー	㈱インターメドジャパン，新鋭工業㈱，ポリテックス㈱
	超音波式ネブライザー	アコマ医科工業㈱，オムロン松坂㈱，㈱サンテクノ，フジ・レスピロニクス㈱，ポリテックス㈱
	カテーテル	日本シャーウッド㈱
	透析液	バクスター㈱

主要メーカーリスト

C A P D	接続チューブ	㈲川島医工，泉工医科工業㈱，ニプロ医工㈱，日本シャーウッド㈱ 川澄化学工業㈱，バクスター㈱
	透析液の加温器	㈱メテク
	連続携行式腹膜透析機器	㈱ジェイ・エム・エス，テルモ㈱，バクスター㈱
	APDサイクラー	㈱ジェイ・エム・エス，テルモ㈱，バクスター㈱

索引

ADL　6,7,89
ALS　65
APD　133,134,137
CAPD　132,133
CCPD　134
CRP・BMI　141
DESIGN　92,98,99
DESIGN-P　92
div　33,35
iv　33
IVH　83,84,87
MMSE・HDSR　48,50
NPD　134
PEG　63,65,67
PPN　69
QOL　6,7,64,104,134
TPD　134
TPN　69

あ

悪性腫瘍　30,31,75
アクセサリー　109,114
浅い褥瘡　93,97
アルコール綿　77,101,103,119,120,123,124,126,128
アルツハイマー型認知症　45
アルブミン　26,27

い

イコデキストリン透析液　136
胃腸瘻　61
違法　9
イリゲーション　109,113,114
医療食栄養剤　64
医療用廃棄物　125,128
イレオストミー　107,108,112
胃瘻　5,20,21,27,29,31,54,61,62,68
胃瘻カテーテル　63
胃瘻増設　61
胃瘻の種類　61

陰圧式人工呼吸器　58
院外処方せん　2,143,144
インスリン　47,52,122,123
インスリン依存性糖尿病（IDDM）　122
インスリン製剤　123,125
インスリン単位数　124
インスリン注入器　123
インスリンの種類　123
インスリン療法　45

う

埋め込みポート　78
ウロストミー　108,115,117
ウロバッグ　117,118,120,121

え

エアベント付きフィルター　89,91
エアリーク　59
衛生材料　4,7,8,9,10,71,77,99
栄養剤投与　21,62,65,66
栄養剤ボトル　63,66,68
栄養補給　69
栄養補助療法　18,70
液状化　62
液体酸素　104
壊死組織　92
SMAP療法　142
S状結腸ストーマ　107
嚥下・構音障害　13,15
嚥下障害　20,61,65,101
嚥下ゼリーの使用　4
炎症・感染　92
炎症性疾患　107
炎症性腸疾患　63,66
延長チューブ　77,81
延命治療　22

お

横行結腸ストーマ　107

か

回腸ストーマ　107
回路（チューブセット）　63,68,75
臥床状態　11
カテーテル感染　74
カテーテル管理　58
カテーテル挿入　69
カテーテルチップ（シリンジ）　63,66,67,
　　119,120
カテーテルトラブル　74,75
カテーテル抜去　88
カテーテルフリー　109
カテーテル法　109
カートリッジ型　123
カヌラ・マスク　104,105,106
空打ち　124
加齢障害　31
簡易懸濁法　5
肝機能障害　51
換気能力低下　58
関節拘縮　11,12
感染症治療　70
灌注排便法　109,113
浣腸　40,41,42,43
癌の疼痛緩和　30

き

気管カニューレ　9,21,22,55,59,60,102
気管カニューレのカフ　21,59
気管支炎　104
気管支拡張剤　130
気管支喘息　130
気管切開　20,21,22,51,54,58,101,103,104
キチン　94
吸引　20,21,23,25,51,54,59,60,68,101,103
吸引圧　102
吸引器　52,101,102,103
吸引チューブ　9
吸引用カテーテル　101,102
急性期褥瘡　92
吸入　54

吸入器　51
胸髄損傷　40
胸椎捻挫　40
強迫神経症　24
居宅療養管理指導　4
去痰剤　130
筋力低下　11,15

く

空腸末端肥大症　63
薬の管理　53,54
薬の種類　53
クリーンベンチ　84,86
クローズパウチ　112,114
クロルヘキシジン液　88
クローン病　63,64,66

け

経管栄養経腸栄養療法　74
経管チューブ　5
携帯型ディスポーザブルポンプ　76,86
経腸栄養療法　69
経鼻栄養　61
下行結腸ストーマ　107
血液透析　132,139,140,145
結腸ストーマ　107
血糖コントロール　122
血糖自己測定　126
血糖自己測定器　126,128
血糖自己測定器加算　126
血糖値　47,53
血流障害　92
解熱剤　32
下痢　20,23,70
減圧チューブ　63,68
健康保険収載　18
懸濁化　62

こ

誤飲性肺炎　65
高カロリー輸液（製剤）　6,36,79,80,89
高カロリー輸液バッグ　76,79,80

高次脳機能障害　13, 14
抗生物質含有軟膏　99
抗生物質投与　70
高度肺機能低下　58
誤嚥性肺炎　70
呼吸器　52, 54
呼吸器疾患　101
呼吸器障害　24
呼吸器装着　22, 23
呼吸器の導入　24
呼吸筋麻痺　58
呼吸不全　58, 59, 104
呼吸補助療法　18, 58
固定化酵素電極（バイオセンサー）　126, 128
固定用シリンジ　117, 118
コロストミー　107, 108, 109, 112
混合製剤　123

さ

細菌性肺炎　70
サイクラー　134, 135
剤形　4, 51, 84
在庫管理　144
在宅患者訪問点滴注射管理指導料　71
在宅患者訪問点滴注射指示書　71
在宅患者訪問薬剤管理指導料　144
在宅経管栄養経腸栄養療法　61
在宅呼吸補助療法　58
在宅酸素人工呼吸療法　104
在宅酸素療法　18, 29, 58, 104
在宅支援　142
在宅自己導尿療法　18
在宅持続陽圧呼吸法　58
在宅人工呼吸器　22
在宅人工呼吸療法　18, 26, 58
在宅人工透析療法　18
在宅成分栄養経管栄養療法　18, 20, 29, 51
在宅成分栄養経管栄養法指導管理料　67, 79
在宅注射療法　18
在宅中心静脈栄養法指導管理料　79
在宅中心静脈栄養療法　18, 20, 29, 75
在宅腸圧呼吸療法　18

在宅腹膜灌療法　18
在宅末梢静脈注射　20
在宅療養指導管理料　8, 9
サイドチューブ　21, 23, 59, 60
酸素チューブ　104, 105
酸素濃縮器　31, 104, 105
酸素ボンベ　31, 104, 105
残存腎機能　139, 140
残薬確認　51, 52
残薬の整理　4

し

ジェット式ネブライザー　130, 131
CAPDカテーテル　135
CAPD用品の配送システム　142
CAPD療法　18
時効型　123
自然滴下　35, 62, 66, 68, 71, 74, 76
持続的灌流　119
持続導尿　18
持続膀胱灌流　119
失語症　13
自動腹膜灌流装置　134
紫斑　96
CVカテーテル　78, 88
弱酸性透析液　136
終末期医療　6
腫瘍性疾患　107
循環機能低下　28
循環障害　24
消化管機能不全　31, 62, 74
消化器系ストーマ　107
消化吸収機能不全　31
消化吸収ルート　61
消化態栄養　63
上行結腸ストーマ　107
上部消化管の通過障害　61
褥瘡　6, 7, 11, 20, 25, 39, 42, 92, 93, 96, 117
褥瘡の深さ　92
褥瘡予防　66, 92
神経因性膀胱　117
神経筋疾患　101

索引

神経難病（等）　58, 117
心血管障害　139
人工肛門　18, 39, 43, 108
人工呼吸器　22, 23, 24, 54, 58
人工呼吸療法　20, 51, 58
人工膀胱　39, 108
滲出液　92, 94, 98
腎障害　51
腎瘻　117

す

水疱　96, 97
ステロイド剤　64
ストーマ　39, 107, 109
ストーマ装具　109, 111, 114
ストーマ袋　112
3WAYの膀胱留置カテーテル　120

せ

精製水　9, 103
制吐剤　32
成分栄養（剤）　63, 66
生理食塩水　9
脊髄空洞症　42
脊髄損傷　117
接続管　63, 68
接続チューブ　102, 135
穿刺器　126, 127
穿刺針　126, 127
先天性障害　31
前立腺肥大　117

そ

速効型　123, 125

た

体液バランスの補正・維持　69, 70
体外式　31, 74
体外式CVカテーテル　78
脱カプセル　4
脱水症状　70
単一電解質輸液　70

短腸症候群　63

ち

中間型　123, 125
注射針　71, 76, 123, 124
中心静脈栄養セット　79
中心静脈栄養療法　24, 26, 29, 31, 31, 59, 69, 74, 79
中心静脈カテーテル　77
中心静脈カテーテルキット　76
中性透析液　136
中途障害　13
注入器　124
注入器一体型キット　123
注入器用注射針加算　123
注入ポンプ　63, 64, 66, 68, 76, 80, 86, 89, 91
チューブ型　61
超音波式ネブライザー　130, 131
腸管機能障害　24
腸管機能低下　28
腸管機能不全　75
腸機能障害　63
調剤基本料　143
調剤料　143
調剤料加算　143
超速効型　123, 125
腸閉塞　29
腸瘻　61
腸瘻創設困難症例　61
鎮静薬　32
鎮静療法　32
鎮痛剤　24, 32

つ

通過障害　74
ツーピースタイプ　111

て

低栄養状態　92
電解質輸液　70
点滴静脈注射　69, 70
点滴ルート　121

153

と

透析液　133, 135, 136, 144
透析液バッグ　135
透析療法　132, 138
導尿　41, 42, 43
糖尿病　45, 122
導尿用カテーテル　9
投薬カレンダー　4
投与経路　4
特定保険医療材料　76, 79, 80, 117
床ずれ　25, 42, 43, 44, 117
ドレインパウチ　112

に

肉芽組織　92
尿路系ストーマ　107
認知症　45, 46, 48, 49, 65

ね

ネブライザー　51, 130
ネブライザーの消毒　131

の

脳血管障害　65, 101
脳血管性認知症　45
脳梗塞後遺症　117
脳卒中　13
飲み間違い　4
飲み忘れ　4, 51

は

排液（を溜める）バッグ　31, 136
肺炎　20, 25, 54, 59, 65, 70
排泄コントロール　107
排泄補助療法　18
配送システム　144
ハイドロコロイド　94, 109
ハイドロジェル　94
ハイドロファイバー®　94
ハイドロポリマー　94
廃用症候群　11

パウチ　43, 109, 111, 112
パーキンソン病　14, 15
抜去用シリンジ　117, 118
バッグ交換　136, 138
発赤　96, 97
発熱　32, 43, 70
バルーン型　61
半消化態栄養剤　64
バンパー型　61

ひ

非インスリン依存性糖尿病（NIDDM）　122
皮下トンネル　74, 78
左半側空間無視　13
PD療法　140, 141, 142
非特異的抗菌活性　99
皮膚欠損用創傷被覆材　99
皮膚障害　117
皮膚の湿潤　92
皮膚の摩擦　92
皮膚保護材　93, 109, 111, 114
びらん　96, 97

ふ

フィルムドレッシング材　71, 77, 88, 89
深い褥瘡　93, 97, 98
複合電解質輸液　70
腹膜　132
腹膜炎　144
腹膜透析　132, 133, 135, 138, 139, 140, 145
服薬管理　51
服薬指導　6
服薬状況　4, 6, 52
フーバー針　76, 78, 79, 80, 84, 88, 91
プレフィルドシリンジホルダー　80
プレフィルドタイプ　76, 85, 86

へ

ベンザルコニウム液　88

ほ

崩壊・懸濁した薬液　5

膀胱炎　14
膀胱癌　117
膀胱洗浄　39,119
膀胱留置カテーテル　39,117,119
膀胱瘻　43,117
防水フィルム　8
訪問服薬指導　51,52
訪問薬剤管理指導　4
ポケット　92,98
ボタン型　61
ポート式　31,74,75
ポピドンヨード（液）　77,87,88
ポリウレタンフィルム　95,96
ポリウレタンフォーム　94
ポンプ用チューブセット　34,36,66,76,80,83,89,91
ボンベ残量　105

ま

末梢静脈栄養療法　69
末梢静脈点滴　21,26
麻薬注射薬　86
慢性期褥瘡　92,93
慢性呼吸器疾患　130
万年筆型注入器　123

み

ミニパウチ　112,114

む

無カテーテル法　109
無菌製剤処理加算（点）　84,86
無菌調剤（室）　79,84,86
無呼吸　20,22,24,104

も

盲腸ストーマ　107

や

薬学管理料　144
薬剤情報提供料　144
薬剤服用歴管理指導料　144
薬局の在庫量　8

ゆ

輸液製剤　31
輸液セット　71,76
輸液バッグ交換　31,37
輸液ルート　71

よ

陽圧呼吸補助具　58
陽圧式人工呼吸器　58
要介護認定　4
要支援認定　4
要素的機能障害　13
翼状針　70,72

ら

卵巣癌　29

り

リザーバー　78
留置針　70,73

れ

レビー小体型認知症　45

わ

ワンピースタイプ　111

症例から学ぶ！在宅医療の基礎知識

2009年10月30日　第1刷発行
2011年 2月25日　第2刷発行
2012年12月10日　第3刷発行

編集　　社団法人　日本薬剤師会

発行　　株式会社　薬事日報社

　　　〒101-8648　東京都千代田区神田和泉町1番地
　　　　電話　03-3862-2141（代表）　FAX　03-3866-8408
　　　　URL　http://www.yakuji.co.jp

印刷・製本　昭和情報プロセス株式会社
表紙デザイン　久保　徳二
ISBN978-4-8408-1105-7

・落丁・乱丁本は送料小社負担でお取り替えいたします。
・本書の複製権は株式会社薬事日報社が保有します。